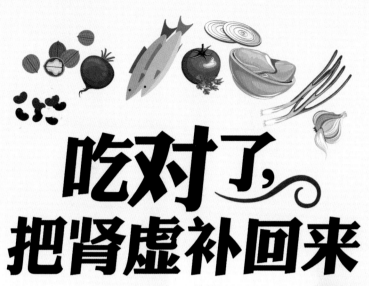

吃对了，
把肾虚补回来

甘智荣◎主编

吉林科学技术出版社

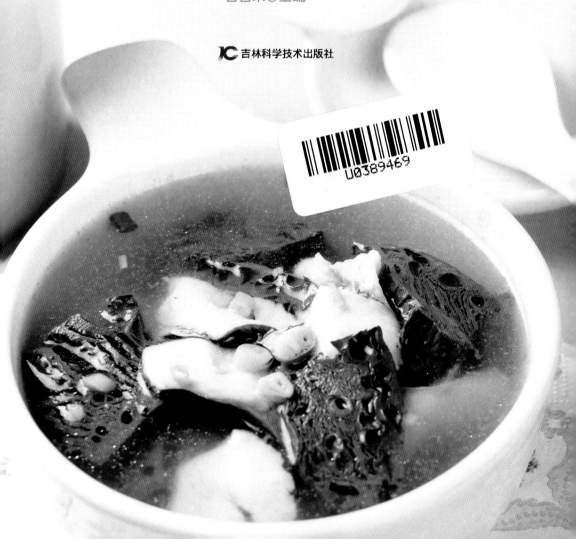

U0389469

图书在版编目（ＣＩＰ）数据

吃对了，把肾虚补回来 / 甘智荣主编 . — 长春：
吉林科学技术出版社，2017. 10
ISBN 978-7-5578-3039-7

Ⅰ．①吃… Ⅱ．①甘… Ⅲ．①补肾－食物疗法 Ⅳ．
① R247.1

中国版本图书馆 CIP 数据核字 (2017) 第 206535 号

吃对了，把肾虚补回来

CHI DUI LE，BA SHEN XU BU HUILAI

主　　编　甘智荣
出 版 人　李　梁
责任编辑　孟　波　冯　越
封面设计　长春市一行平面设计有限公司
制　　版　长春市一行平面设计有限公司
开　　本　710 mm×1000 mm　1/16
字　　数　260千字
印　　张　13.5
印　　数　1—7000册
版　　次　2017年10月第1版
印　　次　2017年10月第1次印刷

出　　版　吉林科学技术出版社
发　　行　吉林科学技术出版社
地　　址　长春市人民大街4646号
邮　　编　130021
发行部电话/传真　0431-85635177　85651759　85651628
　　　　　　　　　　85652585　85635176
储运部电话　0431-86059116
编辑部电话　0431-86037576
网　　址　www.jlstp.net
印　　刷　长春人民印业有限公司

书　　号　ISBN 978-7-5578-3039-7
定　　价　38.00元
如有印装质量问题　可寄出版社调换
版权所有　翻印必究　举报电话：0431-85635186

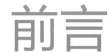

前言

"肾虚"是中医诊断的用语。在西医学中,肾是泌尿系统中的重要器官。而中医学中,肾脏的功能大大超过了泌尿系统的范围,它与人体的生长、衰老、生育都有着密切关系,能够调节人体机能,为生命活动提供"原动力"。肾为作强之官,是先天之本,更是人体健康的保障。

尽管许多人不愿承认,但是肾虚是不可避免,人人都要面对的现实。引起肾虚的原因有很多,过度劳累、精神压力大、熬夜、抽烟嗜酒、缺乏运动,加上环境污染等因素,生活在亚健康地带的我们,很容易成为肾虚队伍中的一员。一提到肾虚,很多人就会想到那些补肾壮阳的营养品。其实,普通的食材就是补肾上品,只要搭配得当,烹饪得法,简单的一日三餐同样具有温补肾阳、强健身体的功效。

本书从肾的工作原理出发,全面辨析肾虚原因,针对不同证型的肾虚,介绍其相应的食疗调养关键点,并推荐出对补肾有益的食材和中药材,在介绍其主要成分、补肾功效等内容的基础上,推荐出200多道美味与营养兼顾的调理食谱,您完全可按个人口味及需求进行灵活变换和搭配。此外,我们还依据不同人群的特点,打造不同的调理方案,让食疗食补更有针对性,轻松解决肾虚烦恼。书中的每道菜品均配有一枚二维码,您只需拿起手机扫一扫,菜例制作视频就会立即呈现,让你轻松做出色、香、味俱全的补肾菜肴。

不需特效营养品,也不要昂贵的滋补药材,只要按照书中的家常食谱烹饪,你会惊喜地发现补肾其实是件轻松简单的小事,你再也不需为肾虚的困扰而发愁了。

目录

Part 1　肾虚找缘由，健康不发愁

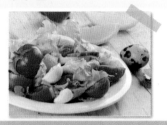

Part 2　食材选得巧，养肾没烦恼

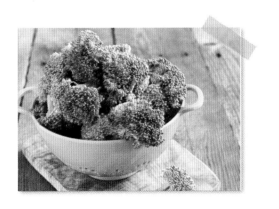

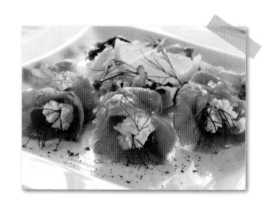

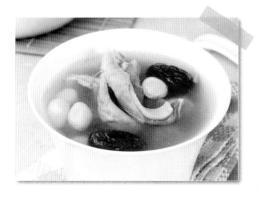

Part 3 药材选得妙，补肾效果好

Part 4 不同人群，补虚有诀窍

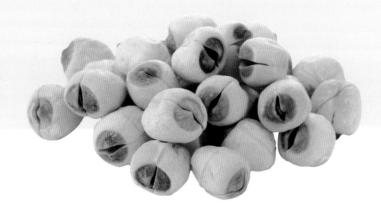

Part 1

肾虚找缘由，
健康不发愁

肾为先天之本

肾，俗称"腰子"，位于腰部脊柱两侧，左右各一个。肾脏作为人体内十分重要的器官，在人的身体中有着不可取代的作用。下面就分别从西医与中医的角度，解读肾为先天之本的缘由。

西医解读

生成尿液、排泄代谢产物

机体在新陈代谢过程中产生多种废物，许多废物通过肾脏随尿液排出体外。

维持体液平衡及酸碱平衡

肾脏能排出体内多余的水分，调节酸碱平衡，维持内环境的稳定。

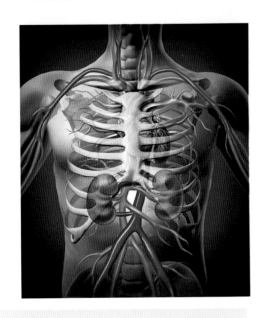

内分泌功能

1	分泌肾素、前列腺素、激肽：通过肾素——血管紧张素——醛固酮系统和激肽——缓激肽——前列腺素系统来调节血管的收缩舒张状态，从而调节血压
2	分泌促红细胞生成素：维持正常红细胞生成，刺激骨髓造血
3	分泌活性维生素D_3：调节钙磷代谢，维持骨骼组织正常化
4	为许多内分泌激素降解场所：如胰岛素、胃肽激素等
5	肾外激素的靶器官：如甲状旁腺素、降钙素等，可影响及调节肾功能

中医解读

肾主藏精,指肾贮存、封藏精以主司人体的生长发育、生殖和脏腑气化的生理机能。《素问·六节藏象论》说:"肾者,主蛰,封藏之本,精之处也。"

肾主藏精的生理效应主要表现在以下两个方面:

①主生长发育与生殖:指肾精、肾气具有促进机体生长发育与生殖机能成熟的作用。

肾藏精,精化气,肾精足则肾气充,肾精亏则肾气衰。机体生、长、壮、老、已的生命过程,可分为幼年期、青年期、壮年期和老年期等若干阶段,而每个阶段的机体生长发育状态,均取决于肾精及肾气的盛衰,并从"齿、骨、发"的变化中体现出来。

机体生殖器官的发育,性机能的成熟与维持,以及生殖功能等,同样取决于肾精及肾气的盛衰。出生之后,由于肾精及肾气不断充盈,天癸随之产生。天癸,是肾精及肾气充盈到一定程度而产生的,是促进人体生殖器官发育成熟和维持人体生殖机能作用的一种精微物质。天癸来至,女子月经来潮,男子精气溢泻,说明性器官发育成熟,具备了生殖能力。

②主脏腑气化:指肾气及所含的肾阴、肾阳主司脏腑之气的升降出入运动,推动和调控各脏腑形体官窍的机能,进而推动和调控机体精、气、血、津液新陈代谢的过程。

肾气由肾精所化,是一身之气分布于肾的部分。肾气含有肾阴、肾阳。

肾阳为一身阳气之本,"五脏之阳气,非此不能发",能推动和激发脏腑的各种机能,温煦全身脏腑形体官窍。肾阳充盈,脏腑形体官窍得以温煦,各种机能旺盛,精神振奋。

肾阴为一身阴气之本,"五脏之阴气,非此不能滋",能宁静和抑制脏腑的各种机能,凉润全身脏腑形体官窍。肾阴充足,脏腑形体官窍得以凉润,其机能健旺而又不至过于亢奋,精神内守。

主水

肾主水，指肾气具有主司和调节全身津液代谢的机能。《素问·逆调论》说："肾者水藏，主津液。"津液的输布和排泄是一个十分复杂的生理过程，肾气的作用主要体现在以下两方面：

肾气对参与津液代谢脏腑的促进作用：水饮入胃中，在胃主腐熟、小肠主液、大肠主津的作用下，经脾气运化，津液或上输于肺，或"灌四傍"，从而发挥其滋养濡润的作用。经脏腑形体官窍代谢后所产生的浊液，或通过肺气宣发化为汗液排泄；或通过肺气肃降输送至膀胱化为尿液排泄。然而这一切有赖于肾气、肾阴肾阳的资助和调控。换言之，肾气及肾阴肾阳通过对各脏腑之气及其阴阳的资助与调控，主司和调节着机体津液代谢的各个环节。

肾气的生尿和排尿作用：尿液的生成和排泄是津液代谢的一个重要环节。津液代谢过程中，各脏腑形体官窍代谢后产生的浊液，以及胃肠道内的部分津液，通过三焦水道下输于膀胱，在肾气的蒸化作用下，其清者，经脾达肺，重新参与津液代谢；浊者留而为尿。尿液的排泄，主要是膀胱的生理机能，但依赖于肾阴抑制和肾阳的推动作用的平衡，肾气蒸化与固摄作用的协调。

主纳气

肾主纳气，指肾气摄纳，肺所吸入的自然界清气，保持吸气的深度，防止呼吸浅表的机能。《类证治裁·喘证》说："肺为气之主，肾为气之根。"

肾的纳气功能，实际上是肾气的封藏作用在呼吸运动中的具体体现。肾气充沛，摄纳有权，则呼吸均匀和调，气息深深；肾主纳气功能出现问题，则易气喘。

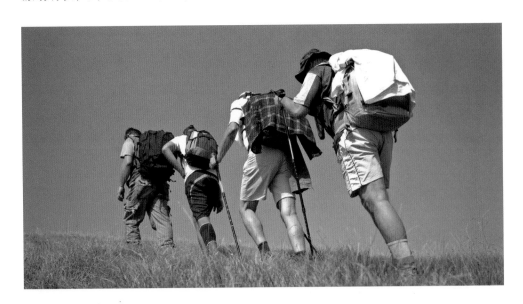

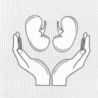

了解肾虚根源

人从幼年开始，肾精逐渐旺盛，主掌生长的各项机能正常运转，维持人体的正常生长发育；到了老年，肾精衰退，各项机能运转变缓，形体也就逐渐衰老。所以，肾虚"源"何而来，为大家关注的养生要点，接下来就为您解读肾虚的缘由。

先天不足

先天不足是导致肾虚的重要原因。肾为先天之本，构成新生命的物质和能量都来源于父母，然后藏于肾中。如果父母的身体不好，肾气虚弱，遗传给孩子的物质和能量不够，会使孩子的肾也虚弱。

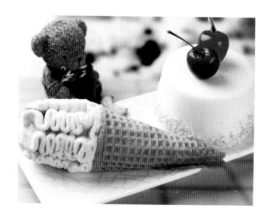

预防先天因素导致的肾虚，要从父母做起。准备孕育新的生命，不仅要从物质、经济上做准备，更重要的是做好身体上的准备。在准备怀孕之前，保持正常的生活规律，按时作息，保持心情愉快，适当运动，戒掉烟酒，保持良好的身体状态，只有父母的肾气旺盛，下一代的先天之气才会充足。

后天失养

肾为先天之本，脾胃为后天之本。如果脾胃虚弱，不能摄取足够的食物，对摄取的食物不能充分消化吸收，先天之本肾也得不到及时补充，就会导致肾虚。

导致脾胃虚弱的原因主要是饮食。过饥过饱、过凉过热、无规律进食都会伤及脾胃，使肾脏后天失养。过饥，脾胃本身得不到充足的营养，更不用说去滋养全身，极易造成消化道疾病；过饱，超过了脾胃的消化吸收能力，也会加重脾胃负担，造成脾胃功能下降；饮食过凉或过热对消化道都会产生一定的刺激，久而久之，会削弱脾胃功能，影响消化吸收；饮食无规律，不按时吃饭，也是损伤脾胃的重要原因。

久居人工环境

现代人已经摆脱了自然束缚，生活在舒适的人工环境里，夏天不热、冬天不冷、风不吹、雨不淋、日不晒、夜不露。但是，对于健康而言，这些并不是福音。

长期生活在人工环境下的人抵抗力低下，易感冒。正常的人体之所以可以在气候变化的时候不生病，是因为人体有抵抗力，中医称为正气。负责保护肌表，抵抗外邪的功能叫卫气，而卫气的根源是肾气。长期生活在四季如春的人工环境下，人体的卫气得不到锻炼，久而久之就会不断衰退。所以，人体易感冒反应的是卫气虚弱，卫气虚弱的根源是肾气虚弱。可见，长期生活在人工环境下会损伤肾气，造成人体抵抗力下降。

夏季贪凉

夏天的阳气是向外向上的，因为阳气到了地表，地下的阳气就会少了，所以就算地表酷暑难当，地下的井水也是凉的。人体阳气的变化和自然界是同步的。夏天，人们感觉到身体是热的，但体内却因为阳气减少而呈现寒冷的状态，这时，如果因为体表的炎热而进食大量的冰冻食物，就会使体内呈现雪上加霜的局面，人体的阳气因为冰冻食物而大量消耗。肾阳是人体阳气的根本，阳气消耗过度，最终损伤的是肾阳。

最能说明人体夏季内寒、冬季内热这一观点的，是民间的一句谚语："冬吃萝卜夏吃姜，不找郎中开药方。"萝卜是凉性的食物，冬天阳气收藏，热在内、寒在外，吃萝卜可以清内热；姜是热性的食物，夏天阳气散发，热在外、寒在内，吃姜可以驱内寒，温补体内阳气。

冬季不保暖

冬天，阳气由秋天的收敛转入潜藏，因为阳气深藏，地表失去了阳气温暖而变得寒冷。冬季是生命闭藏的季节，人类应顺应冬三月阳气闭藏的运动规律，冬天不能穿着暴露，应将肌肤藏于衣中，以防阳气泄露，这样待到春季就有充足的阳气供给生命的生发。

《黄帝内经》强调冬三月养藏的办法是"去寒就温"。冬三月养藏之道的目的在于使阳气得到蓄积补充，使阳气闭藏得越严密越好。冬天阳气都藏在丹田处，四肢会发冷，可以吃点味厚、滋补的食物，但是宜制成汤汁，以防滋腻太过。如果冬天藏精不够，会伤害到肾，即使到了春天，还是会手脚冰凉。

长期穿紧身裤

长期穿紧身裤对健康的影响是很大的。首先是影响血液循环，尤其是男性，可能因为睾丸的血液循环不畅影响生育或性功能。

其次是容易造成泌尿生殖系统的感染。人体本身有很多共生菌，在正常环境下各种菌群之间相互制约，维持平衡。人体会分泌汗液，女性阴道也有分泌物，紧身裤会使局部形成一种封闭、潮湿的环境，会打破菌群之间的平衡，引起泌尿、生殖系统的感染，如女性会出现尿道炎、宫颈炎等。生殖系统的炎症是导致不孕的常见原因，尿道的感染如果沿尿道上行，会发展为肾盂肾炎，在我国肾盂肾炎是导致女性肾衰的主要原因。因为肾主性与生殖、主前后二阴，这些疾病损伤的是肾，最终会导致肾虚。

咸味摄入不足或过多

五味之中，咸入肾，肾需要咸味的滋养，补充肾气。如果咸味摄入不足，肾气就得不到滋养，导致肾虚，出现神疲乏力等现象。

但是，凡事应讲究一个度，虽然咸味补肾，但是吃的咸味太多反而会伤肾。如《黄帝内经》描述："多食咸，则脉凝泣而色变。"就是指过多食用咸味，则会导致血脉凝聚不通畅，进而面色变黑，说明肾已损伤，而面色黑也是肾虚的主要特征。肾主骨、主生长，过多摄取盐会增加钙质的流失，导致骨质疏松，尤其是有骨病的人，过量食咸，会导致骨病变加重，更不易治疗。所以，要掌握好食咸的度，不足或过多都会伤肾。

饮食过甜

大家都知道，小孩吃太多糖会坏牙齿。肾主骨，齿为骨之余，所以，牙齿的好坏也反应肾的问题。

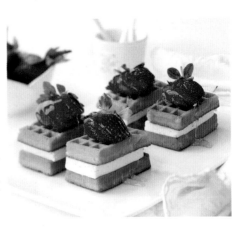

甜味，在五味里面属甘，从五行的角度来说，甘属土，五脏之中脾的属性为土，所以，甘入脾经。五行中肾的属性为水，根据五行相克原理，土克水。所以，过食甜会使脾旺，进而克制肾水，肾水不能发挥相应的功效，所主的骨当然会受影响，牙齿坏也在所难免。

睡眠不足

由于地球在围绕太阳公转时，自转角速度和公转角速度的不一致而导致了地球自身出现白天和黑夜的交替现象。白天是一个能量释放的过程，通过能量释放的劳动，人类获得劳动成果，创造生活条件。黑夜为人类提供了适合休息的环境，没有光照刺激，没有声音的干扰，通过睡眠补充白天劳动过程中消耗的能量，消除白天劳动过程中产生的疲劳，为下一个白天的劳作创造条件。

而现代人的生活方式却并非如此。丰富的夜生活，入夜后的工作群体，都违背了"日出而作，日落而息"的规律，所以，我们的身体就必须付出额外的代价来抵抗自然界的影响。其结果就是人体的精气耗伤和调节机制的紊乱，损及阳气之根本——肾阳和阴气之根本——肾阴，导致疾病的产生，或早衰，甚至早逝。

减肥不当

肾为先天之本，主藏精，主性与生殖、生长发育。肾中所藏的先天之精要不断得到后天脾胃所吸收的水谷精微的补充，才能维持肾的正常功能。如果因为减肥不当，过饥过饱，损害脾胃，人体得不到正常的营养，先天之精得不到补充，就会影响到肾的正常功能。

女性必须要保持正常的体重和适当的皮下脂肪，才能维持身体的健康和正常的曲线。减肥，不配合相应的运动锻炼，是不会有健康美的；过度的节食减肥，会导致肾虚，出现早衰，与女性爱美的初衷背道而驰。

电脑辐射

国内外医学专家的研究表明，长期、过量的电脑辐射会对人体生殖系统、神经系统和免疫系统造成直接伤害，是造成孕妇流产、不孕不育、畸形胎等病变的诱发因素，并且可以直接影响到未成年人的身体组织和骨骼发育，引起视力和肝脏造血功能下降，严重者可导致视网膜脱离。

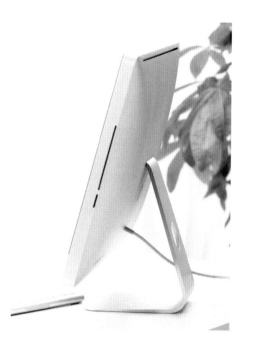

电脑辐射影响肾所主的生殖功能，使精子质量下降，导致不孕不育，发生自然流产和胎儿畸形等；电脑辐射影响了肾所主的骨的生长功能，则易导致未成年人的骨骼发育障碍；电脑辐射影响肾脏主骨、生髓以及藏志的功能。所以，电脑辐射对肾的损害尤为严重。

运动过少

生命在于运动，养肾当然也缺不了运动。但是随着现在城市化、信息化的进程，人类逐渐由体力劳动为主转为脑力劳动为主，失去了体力劳动的需求和动力，使身体得不到应有的锻炼。而且随着代步工具的研发，人们连最基本的走路也变少了。

适当的运动可以使肌肉收缩、直接作用于骨骼的牵拉，会有助于增加骨密度，预防骨质疏松。另外，运动还能疏通气血、健腰强身、扶正固本，可谓是一举多得。适当的运动可以预防肾虚的发生，而且，通过运动来纠正肾虚状态，也是一种值得提倡而切实可行的措施。

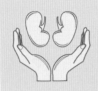

各类肾虚的饮食调养

中医治病讲究辨证论治，即根据四诊所收集的资料，通过分析，辨清疾病的病因、性质、部位，以及邪正之间的关系。具体而言，肾虚是虚证，所以治疗原则是补肾。究竟该如何补呢？是补阳、补阴亦或补气？这需要具体证型具体分析。

肾阳虚，温补肾阳

从原理上看，肾阳虚是由年老体衰、久病伤阳、房劳伤肾、下元亏损、命门火衰、肾阳虚损等原因导致的肾的温煦、气化功能下降的表现。也就是人们日常所说的肾脏功能出现了问题，机体不能正常代谢，就好比"机械运转"出现了问题。

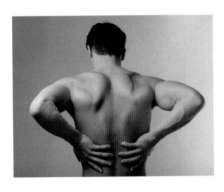

阳气是人体物质代谢和生理功能的原动力，是人体生殖、生长、发育、衰老和死亡的决定因素，同时，阳气也是维持人体体温、抵抗外界寒冷的动力，可以说，阳气是人体内的"小太阳"，起着温暖机体的作用。肾为先天之本，肾阳是人体阳气的根本，肾阳也被称为"元阳""真阳""命门之火"。人的正常生存需要阳气支持，所谓"得阳者生，失阳者亡"。阳气越充足，人体就会越强壮。

肾阳虚体质的人，会表现出腰部和膝关节酸软或疼痛，而且怕冷，四肢发凉，下肢尤为严重，面色白而没有光泽或黑而晦暗，神疲乏力，精神萎靡，头晕目眩；小便清长，夜尿增多，排尿无力，尿后余沥不尽，或尿少浮肿，腰以下严重；或者肚子胀，容易拉肚子，拉的大便稀而且有不消化食物，有些人每天在黎明时拉肚子，中医称为"五更泻"；或性欲减退，男子阳痿早泄，遗精滑精；女子宫寒不孕，带下清稀量多。舌淡胖，苔白或白滑，脉沉迟无力，尺部尤甚。

其实，判断肾阳虚只要抓住主要的特征——寒象，如畏寒怕冷、手脚发凉等，如果再加上上述肾虚的典型症状，我们基本上就可以断定有肾阳虚的问题了。要想改变肾阳虚弱的体质，食疗宜以温补肾阳为重点，同时根据不同的兼证而采用温补脾阳、温补心阳等方法，具体有以下几点：

1　宜食性质温热，具有补益肾阳、温暖脾阳作用的食物，如籼米、狗肉、羊肉、猪肚等

2　阳虚便秘者宜食既温补又通便的食物，如核桃仁、薤白、海参、海虾等

3　阳虚泄泻者宜食既温补又止泻的食物，如糯米、鲢鱼、河虾、干姜、花椒等；具有收涩止泻的食物，如石榴、乌梅、莲子、芡实等

4　忌食性质寒凉、易伤阳气，或滋腻味厚难以消化的食物，如大米、荞麦、莜麦、猪肉、鸭肉、松子、冬瓜、茄子、菠菜、龙眼、蜂蜜等

5　阳虚便秘者还需忌食收涩止泻、可加重便秘的食物，如莲子、石榴、芡实、乌梅、糯米、河虾等

6　阳虚泄泻者还需忌食具有润下通便作用的食物，如海参、海虾、兔肉、龙眼、桃子、萝卜等

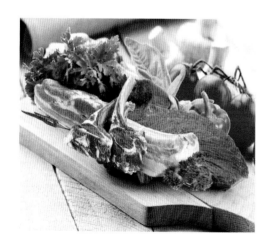

肾阴虚，滋补肾阴

肾阴虚多由久病伤肾，肾脏阴液耗损；先天禀赋不足，肾脏阴液不足；房事过度，耗精伤阴；过服温燥劫阴之品，耗伤阴液等原因导致。一般肾阴虚多发生于中青年人群，因中青年活动量比较大，无论是学习还是锻炼，精力上物质耗损比较多。

如果说阳是人体的火气，那阴就是人体的水分。肾为先天之本，水火之宅，肾阴肾阳，也称元阴元阳，是阴阳的根本。阴阳是相对平衡的，并且相互对立制约。阴虚就是体内的水少了，水少了就表示火相对旺盛，火旺就会出现热象，这就是阴虚火旺，也就是说，阴虚的人易上火。阴虚火旺之人主要表现在"五心烦热"，也就是两个手心、两个脚心、一个心口有热的感觉，容易产生盗汗等现象。

肾阴虚证的临床表现可以概括为十个方面：腰膝酸痛是由于肾阴不足，髓减骨弱，骨骼失养；头晕耳鸣则因为脑海失充；失眠多梦原因是水火失济，心火偏亢，心神不宁；阳强易举是因为阴虚则相火妄动；精泄梦遗是由于君火不宁，扰动精室；经少经闭则因为阴亏经血来源不足；崩漏见于阴虚阳亢，虚热迫血；形体消瘦，咽干颧红源于肾阴亏虚；潮热盗汗，五心烦热，溲黄便干皆为虚热内生；舌红少津，脉细数均为阴虚之证。

阴虚体质的人，症状很多也很复杂，但是这些表现的共同特征就是燥热，可以理解成肾阴虚就是肾虚的同时有热象。对于肾阴虚，食疗当以滋补肾阴为主。

1	肾阴虚者，饮食中应多吃清凉食品，如金银花、绿豆、红豆、银耳、莲子、决明子、鱼汤、蛤蜊、雀肉等
2	肾阴虚者宜多吃黑色食品，如黑芝麻、黑豆、黑米、黑木耳、海带、紫菜、乌鸡等
3	男性肾阴虚者可多食水产品，如海参、鲍鱼、淡菜、泥鳅、鳝鱼、带鱼等强精食物
4	忌食寒凉之品，如苦瓜、西瓜等，肾阴虚为阴不足而非阳有余，所以，不能用寒凉的食物消耗阳气，否则会导致阴阳俱虚
5	忌食燥热之品，如羊肉、荔枝、桂圆、大枣、狗肉等食物，会助长阳气，使肾阴更虚

阴阳两虚，滋阴壮阳

肾阴阳两虚或由肾阴先虚，日久阴，损及阳，发展而来；或由肾阳不足，日久阳，损及阴，逐渐而成。肾为先天之本，藏真阴而寓元阳，若肾中元阳不足，命门火衰与肾中元阴不足，阴精亏损同时并见，即为肾阴阳两虚证。禀赋不足，或久病不愈，或房室劳伤，或老年体衰等，以致阴精、阳气两虚，不能濡养、温煦脏腑经络，而形成此证。病脏在肾，其性质属虚，不过临床常见阴阳各有偏重的不同，这需权衡阴虚和阳虚的程度而定。

本来我们认为阴虚和阳虚是完全相反、形同水火的，不可能在一个人的身上同时出现，但生活中由于个人体质和生活环境、心情变化等众多因素的影响，还是有那么一部分人阴虚和阳虚并见。

肾阴阳两虚的人会表现为腰脊酸痛，胫酸膝软，足跟酸痛，耳鸣耳聋，发焦脱落，齿摇稀松，遗精阳痿早泄，月经失调崩漏，或五心烦热，口干咽燥，失眠盗汗，或畏寒肢冷，面目虚浮，夜尿频数。舌红或淡，少苔，脉双尺沉细。

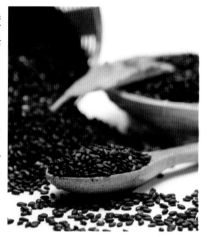

肾阴虚与肾阳虚的表现并见，即为阴阳两虚的症状。食疗上，宜采用阴阳双补的食物，平补阴阳。但实际上，也有人虽为阴阳两虚，但阴虚偏重，饮食上应适量加大滋阴的食物；阳虚偏重，饮食上就侧重于温阳的食物。具体如下：

中医强调五色入五脏，黑色入肾，宜多食用如黑芝麻、黑豆、黑木耳、乌鸡等补肾佳品。

偏阳虚体质的人，可适当食用温阳的食物，如狗肉、羊肉、牛鞭、海参、淡菜、胡桃肉、桂圆、韭菜等。

偏阴虚体质的人，可适当食用滋阴的食物，如甲鱼、燕窝、百合、鸭肉、黑鱼、海蜇、藕、金针菇等。

肾阴阳两虚者可适当食用阴阳双补的药膳，如三子杜仲益肾汤、生熟地龙骨汤等调补阴阳。

补充铁元素，适量进食动物肝脏、木耳、菠菜等，预防贫血。

忌食烟酒，不偏食、不吃零食，提倡合理饮食。

肾气不固，补肾固涩

肾气不固又称下元不固，是肾气虚衰，封藏失职的一种病理变化。多因年高体弱，肾气亏虚，或先天禀赋不足，肾气不充，或房事过度，久病劳损，耗伤肾气所致。

在中医学里气是一种活力很强的精微物质。肾气由肾精化生，广义肾气指的是肾脏的功能活动，包括了肾阴、肾阳，我们这里讲的肾气不固，指的是狭义肾气。肾气，即一身之气分布于肾的部分，也可以说是由肾精化生的具有推动和调控人体生长发育、生殖、呼吸、津液代谢等技能的一类极细微物质。肾气推动和调控人体的生长发育，使人具备生殖能力，促进与调节全身津液的代谢，并使肺吸入的精气下纳于肾以维持呼吸的深度。同时，肾气还是人体防御机能的根本。所以，凡是有关生长发育、生殖机能、水液代谢的异常，脑、髓、骨以及某些呼吸、听觉、大小便的病变，多与肾的生理功能异常有关。肾为人身元阴元阳秘藏之所，元阴元阳为人体生殖发育之根本，只宜秘藏，不宜泄漏。固秘则能维持正常的生理功能，耗伤则根本虚衰，诸病由之而生。

肾气不固表现有腰部和膝关节酸软或疼痛，耳鸣耳聋，神疲乏力，面色㿠白；小便次数多而且量多色清，尿后总是尿不尽的感觉，经常会弄湿内裤，或憋不住尿，或夜尿频多；男子会出现遗精、滑精、早泄，小便呈白色浑浊状；女子会出现白带清稀量多，或月经过长，量少而淋漓不止；孕妇会胎动、滑胎；舌质淡苔白，脉沉弱。

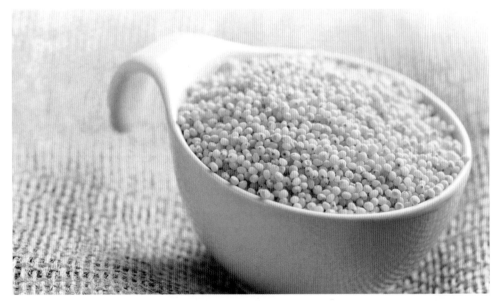

肾气不固的表现虽然很多，但是有一个很突出的特征，就是固摄的能力减弱。想要改变肾气不固的状态，食疗当以补肾固涩为主，即一边食用补肾的食材，一边食用具有收敛固涩功效的食材。具体方法如下：

1	宜吃养肾的杂粮粥，如小米、荞麦等熬煮成粥
2	多食补气食物如牛肉、糯米、鹌鹑、黄鳝、莲子、乌梅等，经常交替选食，可起到补气固涩的作用
3	宜吃富含维生素C的蔬菜，如红菜薹、苋菜、芹菜、西红柿、花菜、辣椒、马齿苋等，可减压、增强免疫力
4	宜吃健脾和胃的水果，如苹果、香蕉、甘蔗等。脾为后天之本，是水谷精微的化生之地，可填补肾气
5	忌吃苦寒的蔬菜，如苦瓜、苦菜、莴笋等，否则会伤及肾阳，不能与肾阴协同作用，化生肾气

气阴两虚，益气养阴

肾气阴两虚，又称气阴两伤。常见于热性病过程中，热在气分，汗出不彻，久而伤及气阴；或热盛耗伤津液，气随液脱；或温热病后期及内伤杂病，真阴亏损，元气大伤。

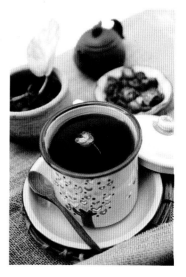

肾主纳气，肾气摄纳肺所吸入的自然界清气，保持吸气的深度，防止呼吸浅表。呼吸出入的气，虽主在肺，但根在肾。肾气足所以肺气充，反过来讲，肾气亏损就不能助肺吸气，患者就会产生呼多吸少，并且有吸气不能到达丹田的感觉。无论是肾气虚衰，摄纳无权，气浮于上，还是肺气久虚，久病及肾，都会导致肾气的纳气功能失常，出现呼吸表浅，或呼多吸少，动则气喘等病理表现，称为"肾不纳气"。

肾阴、肾阳是肾气的两种不同部分：肾阴主凉润、宁静、抑制，肾阳主温煦、推动、兴奋。肾阴与肾阳协调共济，则合化为冲和之肾气，推动和调控肾的各种机能与活动。肺主气，司呼吸，若肺的机能失调，导致肾气后天补养不足，也易出现肾气阴两伤。

气阴两虚体质是气虚的表现和阴虚的表现同时存在。阴虚表现为五心烦热、口燥咽干、小便短黄、大便干燥、舌体瘦小、舌红苔少等；气虚表现如疲乏无力、少气懒言、小便无力或尿后余沥不尽、活动汗出加重、舌质淡、脉弱无力等。

气阴两虚是复合证型，现在有不断增多的趋势，比较典型的表现就是腰痛、疲劳、手脚心热。想要改变气阴两虚的状态，食疗当以益气与养阴并用。

1	多食补气类食物，如马铃薯、香菇、山药等，有补益脾气、肺气、心气等的作用，宜于消除或改善气虚证。补气类食物在食用时，有时易致气机壅滞，出现胸闷、腹胀、食欲不振等现象，可适当配用行气类食物如橘皮、砂仁等
2	补阴食物，如甲鱼、燕窝、百合、鸭肉、黑鱼、海蜇、藕、金针菇、荸荠、生梨等，可经常交替选服
3	忌食燥热、辛辣的食物，如荔枝、狗肉等，以免助阳化火

肾精不足，补肾填髓

肾精不足多由先天发育不良，禀赋不足，或后天调摄失宜，房事过度，大病久病伤肾等引起。

肾为先天之本，主藏精，主生长发育，主宰整个生命过程。肾所藏的精包括两个部分，即先天之精和后天之精。先天之精与生俱来，从父母处所得，是构成胚胎发育的原始物质，也是产生新生命的物质基础。后天之精来源于后天摄入的饮食营养，经过消化吸收，转换为能被人体利用的精微物质，一部分转变为后天之精，藏于肾中，对先天之精进行补充，以维持肾中精气的充盈。小儿肾精不足就会影响生长发育过程，成人的肾精不足易导致过早衰老。

肾精不足主要表现以发育迟缓，性功能减退，早衰为特征。肾藏精，主生殖，为生长发育之本。肾精亏乏，无以生化，故儿童发育迟缓，囟门迟闭，身体矮小；肾精不足，髓少骨虚，故智力低下，骨骼痿软，动作迟钝；肾精亏虚，生殖无力，则男子精少不育，女子经少经闭，性功能减退；肾在体为骨，开窍于耳，其华在发，肾精不足则脱发齿松，耳鸣耳聋，腰膝酸软；肾精亏损，脑海失充，则精神呆钝，健忘；早衰、舌瘦、脉细无力，均为虚象。

肾精不足的表现虽然复杂，但是其最突出的特征是生长发育的过程障碍，小儿表现为生长发育迟缓，成人表现为提前衰老。要想改变肾精不足的体质，食疗当以补肾填精之法。同时，由于肾精不足大多伴有肾阴虚或肾阳虚，故可添加温阳或滋阴的食物食用。

1	小儿生长发育迟缓，要适当添加营养品，量由少到多，品种由一种到数种，荤素结合。如蔬菜、水果、豆制代乳品、动物血类、蛋类、肝类等
2	肾精不足的老年人，有"虚不受补"之说，稍微食用一些补物，甚至吃牛肉都会上火，而如鸭肉等凉补性的食物，不但有清虚火的作用，而且补养功效十分明显
3	女性可多食胶质食物，如肉皮冻、阿胶、龟板胶等动物胶，这些食物都是补肾的绝佳食品
4	多吃富含优质蛋白质、微量元素、叶酸和维生素B_{12}的食物，如红枣、莲子、龙眼肉、核桃、山楂、黄鳝、海参、乌鸡、鸡蛋、菠菜、胡萝卜、黑木耳、黑芝麻、虾仁、红糖等，增加营养的同时，兼具益气、健脾、养血、活血的功效
5	少吃偏湿、热、酸性的食物，忌食辛、热、厚味之物

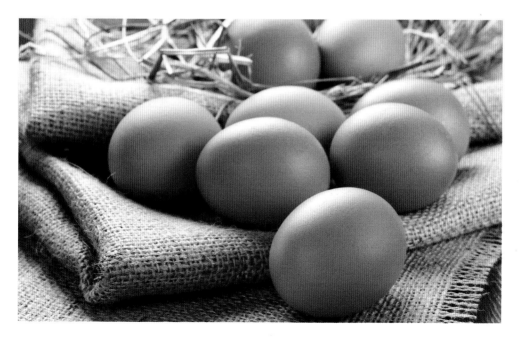

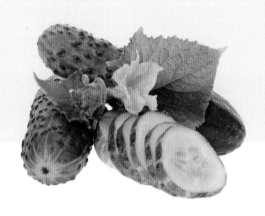

Part 2

食材选得巧，
养肾没烦恼

　　"壮元阳、健肝肾、养气血、益精髓、强筋骨、补虚损"这些在中医典籍中经常见到的词，它们其实正向我们传达着不同食材对人体起到不同补益作用的关键信息。食物在肾虚之人的生活中扮演着不可或缺的重要角色，如果我们能够选对食材，吃对食物，完全可以将肾虚拒之于千里之外，为生命铸就一道健康的保护屏。那么，究竟吃什么最养肾？如何才能充分发挥出这些食材的养肾功效呢？快来跟着我们一起挑选和制作吧。

大米

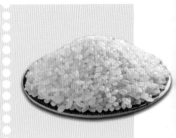

营养成分：大米含有糖类、蛋白质、脂肪、维生素以及钙、磷、铁等矿物质元素。

主要功能

《滇南本草》中有关大米的记载："治诸虚百损、强阴壮骨、生津、明目、长智。"意在说明大米有补肾阴、强精及滋补五脏的特殊功效。尤其是用大米煮的粥，最上面一层粥油，能够补液填精，对滋养人体的阴液和肾精大有裨益。

食用建议

大米制作米饭时一定要"蒸"，不要"捞"，因为米汤是治疗各种虚症的食疗佳品，而捞饭会损失大米中的大量维生素。大米做粥更易于消化吸收，但制作米粥时千万不要放碱，因为碱会破坏大米中的维生素 B_1。另外，平时不宜多食精制后的谷物。

小麦大米粥

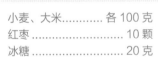

口味：甜　烹饪方法：煮

小麦、大米............ 各 100 克
红枣 .... 10 颗
冰糖 .... 20 克

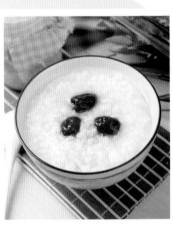

1. 砂锅中注水烧开，倒入泡好的小麦，拌匀，用大火煮开后转中火续煮 15 分钟至熟。
2. 用漏勺将小麦捞出，锅中留下小麦汁，用大火煮开。
3. 倒入泡好的大米，加入红枣、冰糖，搅拌至溶化，盛出即可。

百合葛根大米粥

口味：清淡　烹饪方法：煮

指导

大米较硬，浸泡的时间可以稍微长一些，这样煮好的粥味道才会更软滑，煮粥的时间也会大大缩短，还能更好地保存其营养。

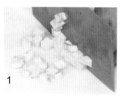

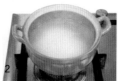

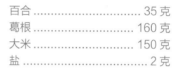

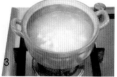

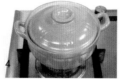

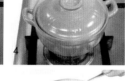

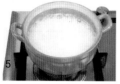

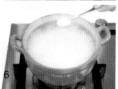

百合 .... 35 克
葛根 .... 160 克
大米 .... 150 克
盐 .... 2 克

1. 将洗净去皮的葛根切条，再切成小块，放在小碟子中，备用。
2. 锅中注入适量清水烧开，倒入洗净的大米，搅匀。
3. 放入切好的葛根块，搅拌一会儿，至食材完全散开。
4. 盖上盖，用大火烧开后转小火煮约 30 分钟，至米粒变软。
5. 揭开盖，放入洗净的百合，搅拌匀，用小火续煮约 15 分钟，至食材熟透。
6. 加入盐调味，关火后盛出，装碗即成。

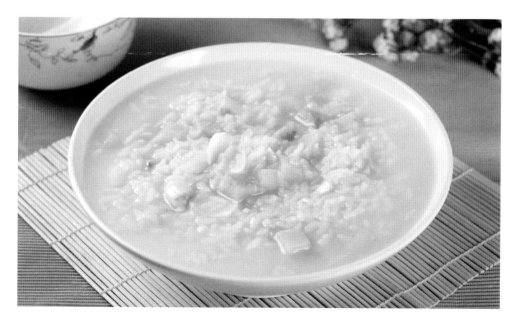

糯米

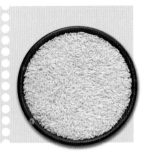

营养成分：蛋白质、脂肪、糖类、钙、磷、铁、维生素 B_1、维生素 B_2、烟酸等。

主要功能

糯米性温，能够补肾阳虚损，生津而补肾阴不足，通过温补脾胃，达到补气、滋阴、养血、补足"肾精"的作用。所以，糯米为温补、强壮之物，对肾阳虚、肾阴虚、脾胃虚弱的人及恢复期的病人来说，都是一种绝佳的滋补品。

食用建议

糯米黏性大，不易消化吸收，糯米制品更是不易消化，所以患有严重肾脏疾病或糖尿病的患者、老人、小孩要慎用或忌用糯米制品，以免影响胃肠道的消化功能。此外，糯米煮粥忌黏糊，宜煮稀、薄粥服食，不仅营养滋补，且极易消化吸收，滋养胃气。

营养糯米饭

口味：清淡　烹饪方法：煮

板栗肉、大米	各 150 克
胡萝卜	100 克
香菇	35 克
豌豆	50 克
糯米	170 克
高汤	300 毫升

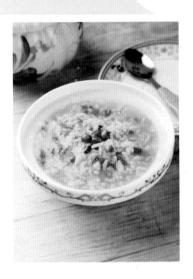

1. 将洗净的香菇切成小丁块，洗好去皮的胡萝卜切成粒状，洗净的板栗肉切成丁，备用。
2. 砂锅中注水烧热，倒入高汤，用大火煮一会儿，倒入洗净的大米、糯米。
3. 放入豌豆、香菇丁、胡萝卜粒、板栗肉，拌匀，烧开后用小火煮约 40 分钟至熟。
4. 搅拌几下，用中火略煮一会儿，关火后盛出煮好的糯米饭，装入碗中即成。

糯米红薯甜粥

◎口味：甜　烹饪方法：煮

指导

糯米泡发的时间可稍长，这样可以缩短煮粥时间。红薯不宜食用过量，否则会引起腹胀、烧心、泛酸、胃痛等不适感。

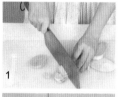
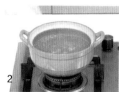
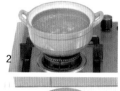
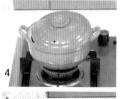
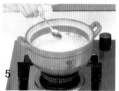
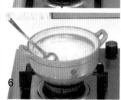

红薯 .... 200 克
糯米 .... 80 克
白糖 .... 10 克

1. 将洗净去皮的红薯切成厚片，再切成条，最后切成丁，备用。
2. 锅中注入适量的清水大火烧开。
3. 加入备好的糯米、红薯丁，搅拌一会儿，煮至沸。
4. 盖上锅盖，用小火煮 40 分钟左右，至食材熟软。
5. 掀开锅盖，加入白糖。
6. 搅拌片刻至白糖溶化，使食材更入味，关火，将煮好的粥盛出，装入碗中即可。

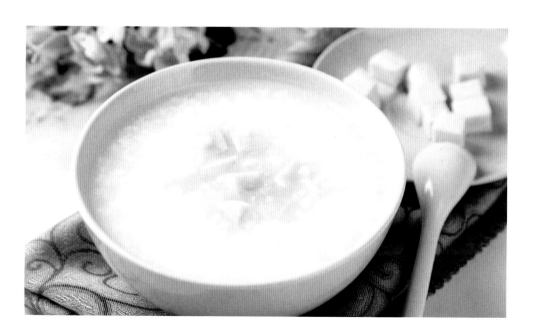

黑米

营养成分：蛋白质、脂肪、糖类、B族维生素、维生素E、钙、磷、钾、镁、铁、锌等。

主要功能

黑米具有滋阴补肾、益气强身、养精固本、补肝明目的功效，是抗衰美容、防病强身的滋补佳品。黑米可入药膳，对肾虚白发、腰膝酸软、夜盲耳鸣疗效尤佳。此外，黑米还有"补血米""长寿米"之称，对妇女、老人极为有益。

食用建议

黑米外部有一层坚韧的种皮包裹着，不易煮烂，故黑米煮之前可先浸泡一夜。此外，未熟透的黑米，食用后易引起急性肠胃炎，且大部分营养素不能溶出，所以黑米一定要煮透、煮烂方可食用。此外，优质黑米刮去外层表皮后米粒呈白色；若不是，则说明该黑米被染色。

黑米红豆粥

🌿 口味：清淡　烹饪方法：煮

黑米	120 克
大米	150 克
红豆	50 克

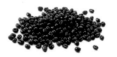
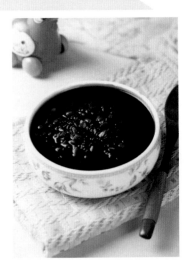

1. 砂锅中注入适量清水烧开，倒入洗好的红豆、黑米，放入清洗干净的大米，搅拌均匀。
2. 盖上盖，烧开后用小火煮约 40 分钟，至食材全部熟透。
3. 揭盖，搅拌片刻，关火后盛出煮好的粥，装入碗中即可。

桑葚黑豆黑米粥

🌿 口味：甜　烹饪方法：煮

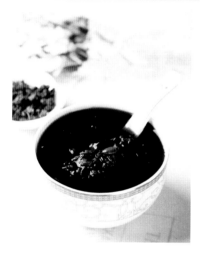

桑葚 .... 15 克
黑豆 .... 20 克
黑米 .... 90 克
大米 .... 50 克
冰糖 .... 10 克

1. 砂锅中注入适量清水烧开，倒入洗好的桑葚。
2. 盖上锅盖，用小火煮 15 分钟左右，至其析出有效成分。
3. 捞出桑葚。
4. 倒入洗好的黑豆、黑米、大米，搅拌均匀。
5. 盖上盖，用小火煮约 40 分钟至食材熟透。
6. 揭开盖，放入适量冰糖。
7. 搅拌均匀，煮至冰糖溶化，关火后把粥盛出，装入碗中即可。

椰汁黑米粥

🌿 口味：清淡　烹饪方法：煮

黑米 .... 50 克
大米 .... 80 克
椰汁 .... 175 毫升

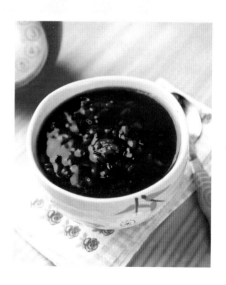

1. 砂锅注入适量清水烧热，倒入备好的黑米、大米，搅拌均匀。
2. 盖上锅盖，烧开后用小火煮约 30 分钟。
3. 揭开锅盖，倒入备好的椰汁，搅拌均匀，用小火续煮约 10 分钟，至食材熟透。
4. 持续搅拌一会儿。
5. 关火后盛出煮好的椰汁黑米粥，装入碗中即可。

小米

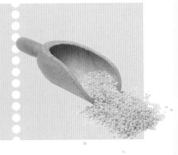

营养成分：糖类、蛋白质、脂肪、钙、磷、铁、维生素 B_1、维生素 B_2 及胡萝卜素等。

主要功能

五谷有养精气、补肾气的作用，而小米为五谷中补肾功效最强的食材，可滋补强身，对肾阴亏损有绝佳的食疗作用。小米中富含人体必需的氨基酸，且钠盐含量极低，可用于调养慢性肾炎、肾病综合征等，是体弱多病者的滋补佳品。

食用建议

日常膳食中，若以小米为主食，要注意将其与动物性食物或豆类食物搭配食用，以补充小米中含量较低的赖氨酸，使膳食营养全面。此外，小米不可与杏仁搭配食用，否则易出现呕吐、腹泻、腹痛等症状。

小米芝麻糊

🍃 口味：清淡　烹饪方法：煮

小米 .... 80 克
黑芝麻 .... 40 克

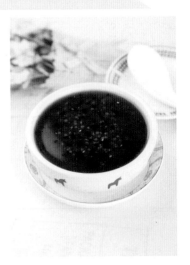

1. 取杵臼，倒入黑芝麻，捣成末，倒出捣好的黑芝麻，装盘备用。
2. 砂锅中注水烧开，倒入洗净的小米，搅拌匀，烧开后用小火煮约 30 分钟至熟。
3. 倒入芝麻碎，搅拌均匀，用小火续煮约 15 分钟至入味，关火后盛出煮好的芝麻糊，装入碗中即可。

玉米小米豆浆

🌿 口味：清淡　烹饪方法：煮

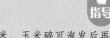

小米、玉米碎可泡发后再打浆，这样更易打碎；豆浆一定要煮熟，否则饮用后会出现消化道疾病。

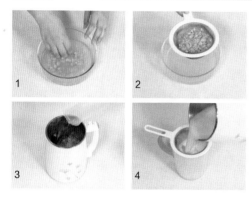

玉米碎 .... 8 克
小米 .... 10 克
黄豆 .... 40 克

1. 将备好的小米、玉米碎倒入碗中，再放入已浸泡 8 小时的黄豆，注入适量清水，用手搓洗干净。
2. 把洗好的食材倒入滤网，沥干水分。
3. 将洗净的食材倒入豆浆机中，注入适量清水，至水位线即可，盖上豆浆机机头，选择"五谷"程序，开始打浆。
4. 待豆浆机运转约 20 分钟，将豆浆机断电，取下机头，把豆浆倒入滤网，滤取即可。

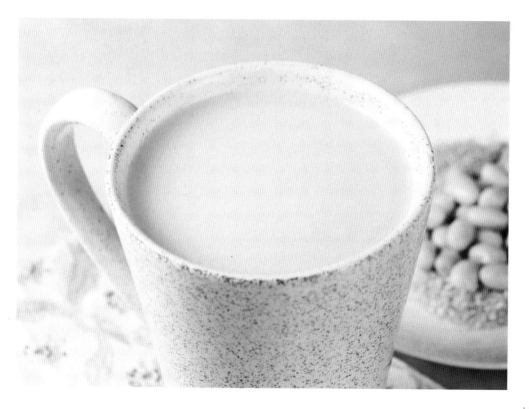

芡实

营养成分：蛋白质、糖类、粗纤维、钙、磷、铁、维生素B₁、维生素B₂、维生素C等。

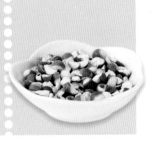

主要功能

芡实性平，味甘、涩，为药食两用的水生补品，具有较好的补肾作用，可滋阴填精、收敛固摄；适用于肾亏腰膝酸软，妇女脾虚、白带频多等症。男性肾虚梦遗、滑精、早泄者，老年人尿频者，儿童体虚遗尿者都可多食。

食用建议

芡实分生用和炒用两种，生芡实的主要功效为补肾，而炒芡实的主要功效为健脾开胃。此外，无论是生用还是炒用，一次都不宜食用过多，否则难以消化，导致胃肠不适，会适得其反。

山楂芡实陈皮粥

🍃 口味：清淡　烹饪方法：煮

大米	130克
山楂	85克
芡实	25克
陈皮	8克
盐、鸡粉	各少许

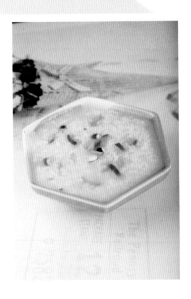

1. 将山楂去头尾，再切开，去除核，改切成小块；陈皮切细丝，备用。
2. 砂锅中注水烧开，倒入大米、芡实，撒上陈皮丝，轻轻搅拌一会儿，烧开后用小火煲煮约30分钟，至米粒变软。
3. 倒入山楂块，搅匀，使其浸入米粒中，用小火续煮约10分钟，至食材熟透。
4. 加入盐、鸡粉，调味，转中火续煮至入味，关火后盛出，装入碗中即成。

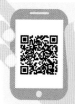

芡实炖老鸭

🍃 口味：鲜　烹饪方法：煮

鸭肉的肌肉纤维比较粗，因此鸭肉块最好切小一点；此外，炖汤食用的鸭肉，不要选择冷冻过的，冷冻的鸭肉味道较淡，口感不佳。

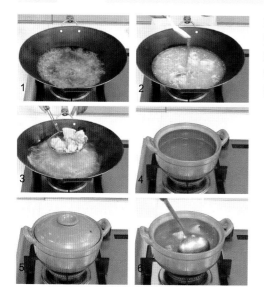

鸭肉 .... 500 克
芡实 .... 50 克
盐、鸡粉 .... 各 2 克
料酒 .... 10 毫升
姜片、葱段 .... 各少许

1. 锅中注入适量清水，用大火烧开。

2. 倒入切好的鸭肉，淋入料酒，略煮一会儿，氽去血水。

3. 将氽煮好的鸭肉捞出，沥干水分，装入盘中，备用。

4. 砂锅中注入适量清水，用大火烧热。

5. 倒入备好的芡实、鸭肉，再加入料酒、姜片，烧开后转小火煮 1 小时至熟透。

6. 加入盐、鸡粉，搅拌片刻，至食材入味，关火后将炖煮好的鸭肉盛出，装入碗中，撒葱段即可。

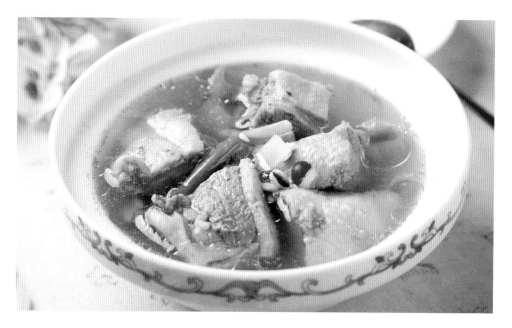

薏米

营养成分：蛋白质、脂肪、糖类、维生素B₁、薏米酯、薏米油、三萜化合物、氨基酸等。

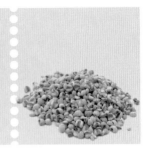

主要功能

薏米被誉为"世界禾本科植物之王"，营养价值极高，能增强肾功能，是补肾壮阳的滋养之物。薏米有健脾利水、利湿除痹、清热排脓、清利湿热之功效，对脾肾阳虚引起的水肿有一定的食疗作用。此外，薏米还是"生命健康之友"，防癌抗癌的效果极佳。

食用建议

薏米不易煮烂，所以需要先浸泡再煮，且应将浸泡的水与薏米同煮，这样才能避免其中的营养物质流失。薏米微寒，虚寒体质者不宜长期食用，尤其是怀孕妇女或者正值经期的妇女应避免食用。

竹荪薏米排骨汤

🍃 口味：鲜　烹饪方法：煮

排骨段	300 克
薏米	90 克
竹荪	50 克
盐	3 克
姜片、鸡粉、葱段	各少许

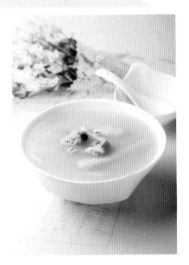

1. 开水锅中，放入排骨段，搅拌匀，用大火煮约半分钟，汆去血水，捞出，沥干水分，备用。
2. 砂锅中注水烧热，倒入排骨段，放入薏米、竹荪，撒上姜片、葱段，煮沸后用小火煮约60分钟，至食材熟透。
3. 加入盐、鸡粉调味，转中火搅拌一会儿，至汤汁入味。
4. 关火后盛出，装入汤碗中即成。

桑葚黑豆黑米粥

🍃 口味：清淡　烹饪方法：煮

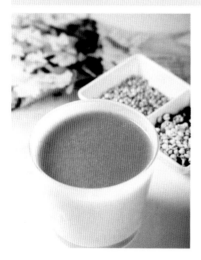

薏米	30 克
绿豆	40 克
红豆	45 克

1. 将已浸泡 6 小时的红豆倒入碗中，放入泡好的绿豆、薏米，加入适量清水，用手搓洗干净。
2. 将洗好的材料倒入滤网，沥干水分，倒入豆浆机中，注入适量清水，至水位线即可。
3. 盖上豆浆机机头，选择"五谷"程序，再选择"开始"键，待豆浆机运转约 20 分钟即成豆浆。
4. 将豆浆机断电，取下豆浆机机头，把煮好的豆浆倒入杯中，用汤匙撇去浮沫即可。

香菇薏米粥

🍃 口味：鲜　烹饪方法：煮

香菇	35 克	盐、鸡粉	各 2 克
薏米	60 克	葱花	少许
大米	85 克	食用油	适量

1. 将洗净的香菇切成小块，改切成丁，装入碟中，备用。
2. 砂锅中注水烧开，放入薏米、大米，再加入食用油，烧开后用小火煮 30 分钟，至食材熟软。
3. 放入香菇丁，用小火续煮 10 分钟，至食材熟烂，放入盐、鸡粉，拌匀调味。
4. 盛出煮好的粥，装入碗中，再放上葱花即可。

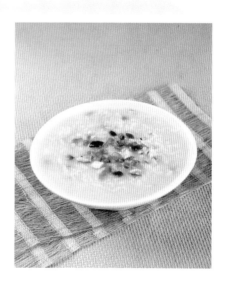

黄豆

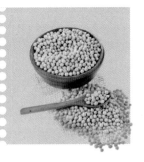

营养成分：蛋白质、铁、锌、硒以及人体必需的8种氨基酸和天门冬氨酸、卵磷脂、谷氨酸等。

主要功能

黄豆是营养滋补的佳品，有"田中之肉""植物蛋白之王"的美誉，常食可滋阴补肾、益精血、强筋骨，使皮肤细嫩、富有弹性。黄豆中含有的大豆异黄酮类物质，其结构与雌激素相似，能够减轻女性更年期综合征的各种症状，对辅助治疗肾虚十分有益。

食用建议

黄豆补肾效果较好，但是处在生长发育期的男孩不宜多食，因为摄入雌性激素过多，会直接影响未来精子的质量及生育能力；而且摄入过多的雌性激素甚至可能导致男性晚年出现睾丸癌。

肉丝黄豆汤

🍃 口味：鲜　烹饪方法：煮

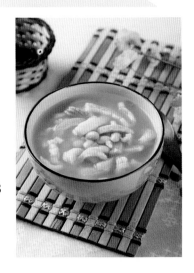

黄豆 .... 250 克
五花肉 .... 100 克
猪皮 .... 30 克
盐、鸡粉 .... 1 克
葱花 .... 少许

1. 将洗净的猪皮切条，五花肉切丝。
2. 砂锅中注水，倒入猪皮条，用大火煮 15 分钟。
3. 倒入泡好的黄豆，拌匀，煮约 30 分钟至黄豆熟软。
4. 放入切好的五花肉丝，加入盐、鸡粉，拌匀，稍煮 3 分钟至五花肉熟透。
5. 关火后盛出煮好的汤，撒上葱花即可。

小米黄豆粥

🍃 口味：清淡　烹饪方法：煮

指导

在烹饪黄豆时，应将其煮熟、煮透后再食用；若在黄豆半生不熟时食用，常常会引起恶心、呕吐等不良症状。

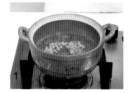
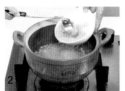
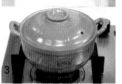
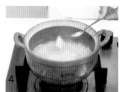

小米 .... 50 克
黄豆 .... 80 克
盐 .... 2 克
葱花 ....少许

1. 砂锅中注入适量清水，烧开，倒入洗净的黄豆。

2. 再加入泡发好的小米，用锅勺将锅中食材搅拌均匀。

3. 盖上盖，转大火烧开，调小火煮30分钟至小米熟软，揭开锅盖，搅拌一会儿。

4. 加入适量盐，快速拌匀至入味，关火，盛出做好的小米黄豆粥，装入碗中，再放上适量葱花即可。

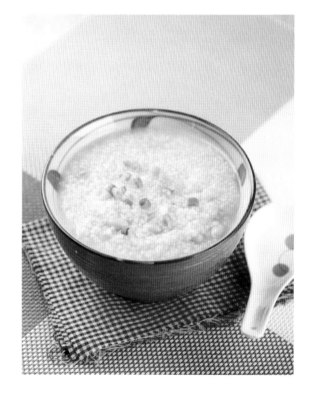

黑豆

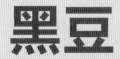

营养成分：蛋白质、维生素、花青素及锌、铜、镁、钼、硒、氟等矿物质。

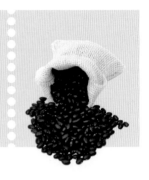

主要功能

　　黑豆药食俱佳，被人称为"补肾之谷"。中医认为黑色属水，而水主肾，所以肾虚之人食用黑豆可以祛风除热、调中下气、解毒利尿，可以有效地缓解尿频、腰酸、女性白带异常及下腹部阴冷等症状，是抗衰老的食疗佳品。

食用建议

　　黑豆不易消化，小儿和肠胃功能不全者一次不宜食用太多。在日常膳食中，也最好将其制成豆浆或煮烂食用。食用时不用去皮，黑豆皮中含有花青素，是很好的抗氧化剂来源，能清除人体内的自由基，增强免疫力。

胡萝卜黑豆豆浆

🌿 口味：鲜　烹饪方法：煮

黑豆 .... 60 克
胡萝卜块.................... 50 克

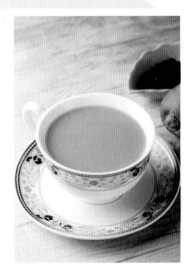

1. 将已浸泡 8 小时的黑豆倒入碗中，加入适量清水，用手搓洗干净，倒入滤网，沥干水分。
2. 把黑豆、胡萝卜块倒入豆浆机中，注入适量清水，至水位线即可。
3. 盖上豆浆机机头，选择"五谷"程序，再选择"开始"键，开始打浆，待豆浆机运转约 15 分钟即成豆浆。
4. 将豆浆机断电，取下机头，把煮好的豆浆倒入滤网，滤取豆浆，用汤匙捞去浮沫，待稍微放凉后即可饮用。

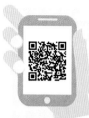

黑豆玉米窝头

口味：清淡　烹饪方法：蒸

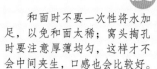
指导

和面时不要一次性将水加足，以免和面太稀；窝头掏孔时要注意厚薄均匀，这样才不会中间夹生，口感也会比较好。

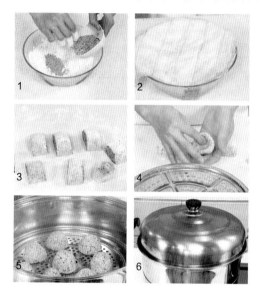

黑豆末、玉米粉 ..... 各 200 克
面粉 .... 400 克
酵母 .... 6 克
盐 .... 2 克

1. 碗中倒入玉米粉、面粉，加入黑豆末，搅拌匀，倒入酵母，混合均匀。

2. 放入盐、温水，搅匀，揉成面团，在面团上盖上干净毛巾，静置 10 分钟醒面。

3. 取走毛巾，把面团搓至纯滑，将面团搓成长条，再切成大小相等的小剂子。

4. 取蒸盘，刷上食用油，把剂子捏成锥子状，用手掏出一个窝孔，制成窝头生坯。

5. 把窝头生坯放入蒸盘中，放入水温为 30℃的蒸锅中，发酵 15 分钟。

6. 打开火，用大火蒸 15 分钟，至窝头熟透，把蒸好的窝头取出，装入盘中即可。

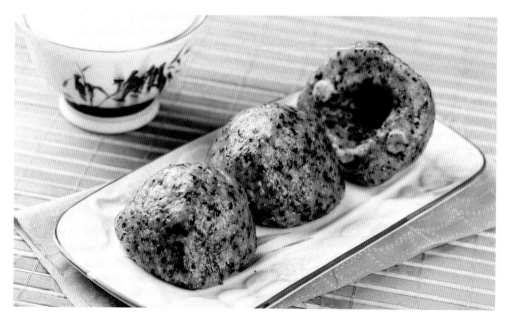

红豆

营养成分: 蛋白质、脂肪、糖类、粗纤维、钙、磷、铁、维生素 B_1、维生素 B_2 等。

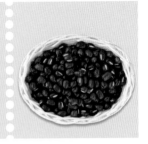

主要功能

红豆与其他豆类一样具有补肾的作用,能健脾益肾、清心养神,是补肾虚、化痰湿的食疗佳品,若搭配莲子、百合食用,更有固精益气、止血、强健筋骨、利水消肿的作用,能提升五脏活力、增强人体抵抗力。

食用建议

红豆中的豆类纤维在肠道中易发生产气现象,因此肠胃较弱的人食用后会有胀气等不适感,故一次不宜食用过多。红豆要挑选有光泽、形态饱满、无虫蛀的;红豆色泽暗淡无光、干瘪的是放置时间过久的,不宜购买。

薏米莲子红豆粥

🌿 口味:清淡　烹饪方法:煮

 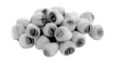

大米 .... 100 克
薏米 .... 90 克
莲子、红豆............. 各 70 克

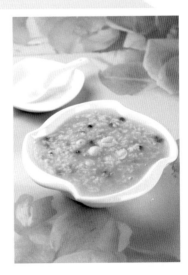

1. 砂锅中注入适量清水烧开,倒入洗净的大米、薏米、莲子、红豆,搅拌均匀。
2. 盖上盖,烧开后用小火煮 30 分钟,至食材软烂,揭开盖,用勺搅动片刻。
3. 关火后将煮好的粥盛出,装入汤碗中即可。

莲子百合红豆米糊

🍃 口味：清淡　烹饪方法：煮

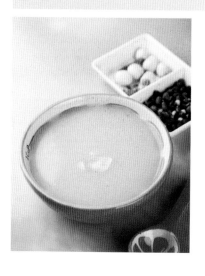

大米	120 克
红豆	60 克
百合	40 克
莲子	75 克

1. 取豆浆机，倒入洗净的大米、红豆、莲子、百合，注入适量清水，至水位线即可。
2. 盖上豆浆机机头，选择"五谷"程序，再选择"开始"键，开始打浆。
3. 待豆浆机运转约 40 分钟即成米糊，断电后，取下机头，倒出米糊。
4. 装入碗中，待稍微放凉后即可食用。

脱脂奶红豆汤

🍃 口味：甜　烹饪方法：煮

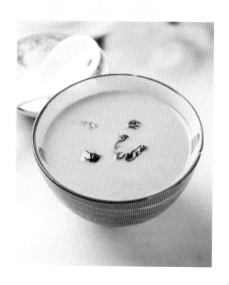

红豆	200 克
红枣	5 克
脱脂牛奶	250 毫升
白糖	少许

1. 将清洗干净的红枣切开，去核，备用。
2. 砂锅中注入适量清水，倒入洗好的红豆，搅拌均匀，用大火煮开，转小火煮30分钟左右，至其熟软。
3. 倒入红枣，拌匀，煮5分钟，加入脱脂牛奶，用小火煮至沸。
4. 加入白糖，拌匀，煮至溶化，关火后盛出煮好的甜汤，装入碗中即可。

豇豆

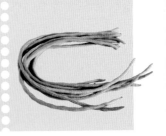

营养成分：蛋白质、脂肪、糖类、磷、钙、铁、维生素 B_1、维生素 B_2、烟酸等成分。

主要功能

豇豆性平，味甘，具有补肾健脾、理中益气、和五脏、调颜养身、生精髓、止消渴的功效，对尿频、遗精、带下量多及脾胃虚弱等症有一定的食疗作用。此外，豇豆中所含的维生素 C，能够促进抗体合成，提高机体免疫力，能对抗肾虚造成的免疫力下降等问题。

食用建议

豇豆可鲜食，也可将种子晒干，做代粮食物。鲜豇豆中含有两种对人体有害的物质：溶血素和毒蛋白。食用生豇豆或未炒熟的豇豆容易引起中毒。因此，一定要充分煮熟或炒熟，或急火加热 10 分钟以上，以保证豇豆熟透，使有害物质分解变成无毒物质。

红糖大麦豇豆粥

🍃 口味：甜　烹饪方法：煮

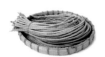

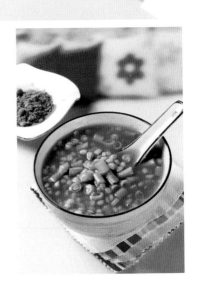

豇豆 .... 200 克
大麦 .... 230 克
红糖 .... 40 克

1. 将择洗干净的豇豆切成小段。
2. 砂锅中注入适量清水，大火烧开，倒入泡发好的大麦，搅拌均匀，烧开后转小火煮 30 分钟左右，至食材熟软。
3. 倒入豇豆段、红糖，搅拌匀，续煮 10 分钟至入味。
4. 持续搅拌片刻，将煮好的粥盛出，装入碗中即可。

柏子仁核桃炒豇豆

🌿 口味：清淡　烹饪方法：炒

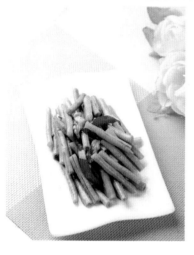

豇豆 .... 300 克
核桃仁 .... 30 克
彩椒 .... 10 克
盐、鸡粉 .... 2 克
姜片、葱段、柏子仁....各少许
水淀粉、食用油..........各适量

1. 洗好的彩椒切条形，洗净的豇豆切成长段。
2. 开水锅中，放入豇豆段、食用油、盐，煮至豇豆呈深绿色，放入彩椒条，拌匀，煮至断生，捞出，沥干水分，备用。
3. 用油起锅，倒入姜片、葱段，放入柏子仁，倒入焯过水的食材，炒匀。
4. 放入核桃仁、盐、鸡粉、水淀粉，翻炒匀，至食材熟软入味，关火后盛出炒好的菜肴即可。

茄汁豇豆焖鸡丁

🌿 口味：鲜　烹饪方法：炒

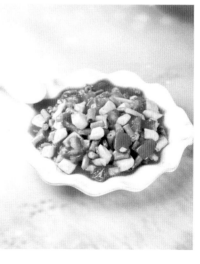

鸡肉 ....270 克	鸡粉 ....1 克
豇豆 ....180 克	番茄酱 ....7 克
西红柿.............50 克	蒜末、葱段......各少许
盐、白糖........各 3 克	水淀粉、食用油各适量

1. 将豇豆切小段；西红柿、鸡肉切丁。
2. 鸡肉丁装入碗中，加入盐、鸡粉、水淀粉、食用油，腌渍约 10 分钟至其入味。
3. 锅中注水烧开，加食用油、盐、豇豆段，焯煮至断生，捞出。
4. 用油起锅，倒入鸡肉丁、蒜末、葱段、豇豆段、西红柿丁、番茄酱、白糖、盐，炒匀，倒入水淀粉，炒至入味，关火后盛出即成。

豆腐皮

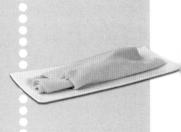

营养成分：蛋白质、氨基酸、钙、铁、钼等人体所必需的营养元素。

主要功能

豆腐皮中含有丰富的蛋白质、钙及人体必需的 8 种氨基酸，营养价值较高，能够促进细胞的新陈代谢，维持机体各项机能正常运转，缓解因肾虚引起的腰膝酸软、易疲劳、骨骼与关节疼痛等症状，是老弱皆宜的补肾强壮佳品。

食用建议

优质的豆腐皮，皮薄透明，色黄而有光泽，柔软不黏，表面光滑。豆腐皮的烹制方法多样，可拌、炝，也可炒、烧、烩，可配菜食用也可单独成菜。但是，平素脾胃虚寒、经常腹泻便溏之人应忌食。

洋葱炒豆腐皮

🌿 口味：鲜　烹饪方法：炒

豆腐皮............230 克	料酒............10 毫升	
彩椒..............50 克	芝麻油............2 毫升	
洋葱..............70 克	水淀粉............9 毫升	
瘦肉............130 克	食用油..............适量	
盐................4 克	葱段..............少许	
生抽............13 毫升		

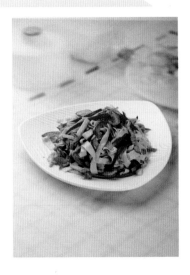

1. 将彩椒、洋葱、瘦肉切丝；豆腐皮切条。
2. 瘦肉丝中放入盐、生抽、水淀粉、食用油，腌渍 10 分钟。
3. 开水锅中，放入盐、食用油、豆腐皮条，焯煮半分钟，捞出。
4. 锅中倒入食用油、瘦肉丝、料酒、洋葱丝、彩椒丝，翻炒至食材变软，加入盐、生抽、豆腐皮段、葱段、水淀粉、芝麻油，炒匀，盛出即可。

凉拌卤豆腐皮

🌿 口味：咸　烹饪方法：卤

指导

烫好的豆腐皮要自然放凉，不能用凉水过凉，否则水分过多，会稀释卤汁的味道，影响拌制后的味道和口感。

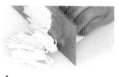
1

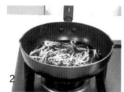
2

3

4

豆腐皮 .... 230 克
黄瓜 .... 60 克
卤水 .... 350 克
芝麻油 .... 适量

1. 将洗净的豆腐皮切细丝；洗好的黄瓜切片，改切成丝。

2. 将锅置于火上，倒入备好的卤水，放入切好的豆腐皮丝，搅拌均匀，大火烧开后转小火卤约 20 分钟至熟。

3. 关火后将卤好的材料倒入碗中，备用，放凉后滤去卤水。

4. 将豆腐皮丝放入碗中，倒入黄瓜丝，淋上芝麻油，用筷子搅拌均匀，装入用黄瓜丝装饰的盘中即可。

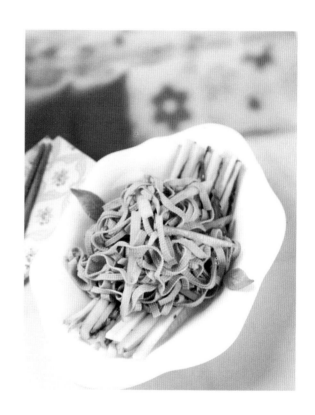

豆腐

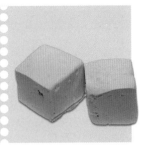

营养成分：铁、镁、钾、铜、钙、锌、磷、烟酸、叶酸、维生素 B₁、维生素 B₆ 和蛋黄素。

主要功能

豆腐是经过加工的大豆类食物，比豆类更易消化吸收，所以豆腐也具有补肾壮阳、滋阴润燥、益气养血的功效，对肾虚造成的身体虚羸、阳痿遗精、小便频数有改善作用；同时，豆腐含钙较高，对预防骨质疏松也有一定作用。

食用建议

豆腐不宜与菠菜搭配同食，因为豆腐中的钙与菠菜中的草酸易结合成不易消化和排出的草酸钙，堆积在体内，形成结石。豆腐久放后会变黏，有酸涩的味道，影响菜品的口感，不宜食用。

玉米拌豆腐

🌿 口味：清淡　烹饪方法：蒸

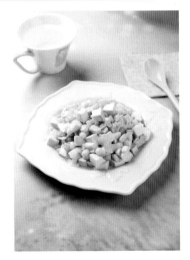

玉米粒 .... 150 克
豆腐 .... 200 克
白糖 .... 3 克

1. 将清洗干净的豆腐切成厚片，再切成粗条，改切成丁。
2. 蒸锅注入适量清水烧开，放入装有玉米粒和豆腐丁的盘子。
3. 用大火蒸 30 分钟至熟透，关火后取出蒸好的食材。
4. 备一盘，放入蒸熟的玉米粒、豆腐，趁热撒上白糖即可。

鲜鱿蒸豆腐

口味：鲜　烹饪方法：蒸

腌渍鱿鱼时可加入少许料酒或加入适量橘皮，能有效去除其腥味；菜肴蒸好可撒入适量葱花点缀，使菜品色香味俱全。

鱿鱼 .... 200 克
豆腐 .... 500 克
红椒 .... 10 克
盐、鸡粉 .... 各 2 克
蒸鱼豉油 .... 5 毫升
姜末、蒜末、葱花 ...... 各少许

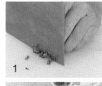

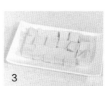
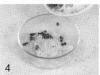
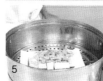
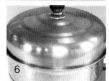

1. 将红椒切开，去籽，再切条形，改切丁。
2. 将处理好的鱿鱼切圈，放入碗中，备用。
3. 将豆腐切厚片，改切块，摆入盘中。
4. 在装有鱿鱼圈的碗中倒入蒜末、姜末、红椒丁、盐、鸡粉、蒸鱼豉油，搅拌均匀，腌渍 10 分钟至其入味。
5. 将鱿鱼圈铺在豆腐块上，蒸锅中注入适量清水烧开，放入豆腐块。
6. 盖上锅盖，用大火蒸 15 分钟至食材熟透，关火后揭开锅盖，取出蒸好的食材，撒上葱花即可。

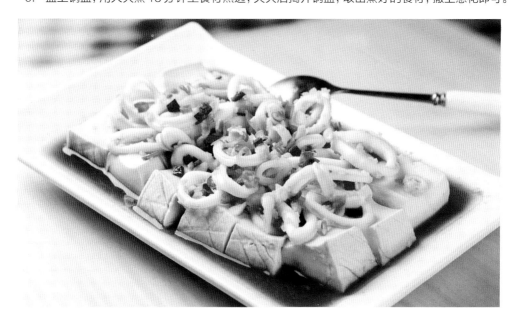

茼蒿

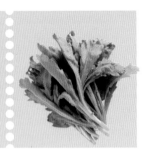

营养成分：维生素A、β-胡萝卜素、维生素C、氨基酸、蛋白质及较高的钠、钾等矿物质。

主要功能

茼蒿中富含的维生素、胡萝卜素及多种氨基酸，具有平补肝肾、缩小便、宽中理气的作用，可以缓解肝肾阴虚导致的心悸、怔忡、失眠多梦、心烦不安以及肾阳虚所致的夜尿频多、腹痛寒疝等症，是肾虚患者的食疗佳品。

食用建议

茼蒿具有独特的芳香味，遇热极易挥发，所以在烹饪的时候，应急火快炒；此外，茼蒿气浊，食用后容易上火，因此不宜过量食用。购买茼蒿时，要选用茎秆粗细适中、通体呈深绿色的，这种茼蒿的鲜嫩度与口感都较佳。

杏仁拌茼蒿

口味：清淡　烹饪方法：拌

茼蒿	200 克	陈醋	8 毫升
芹菜	70 克	白糖	5 克
香菜	20 克	芝麻油	2 毫升
杏仁	30 克	蒜末	少许
盐	3 克	食用油	适量

1. 将茼蒿、芹菜、香菜切成段。
2. 开水锅中，加入盐、食用油、杏仁，煮半分钟至其断生，捞出。
3. 将芹菜段倒入沸水锅中，加入茼蒿段，煮半分钟，捞出。
4. 把芹菜段和茼蒿段装入碗中，加入香菜、蒜末，加入盐、陈醋、白糖、芝麻油，拌匀调味。
5. 盛出拌好的食材，装入盘中，放上备好的杏仁即可。

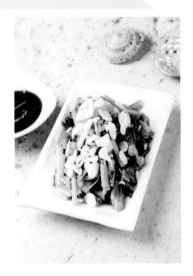

枸杞猪肝茼蒿粥

🌿 口味：鲜　烹饪方法：煮

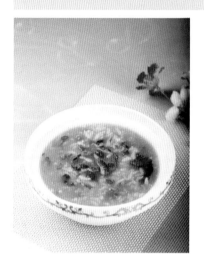

猪肝、茼蒿....各90克
大米 150克
枸杞 10克
盐、鸡粉............3克
生粉 5克

料酒 8毫升
芝麻油 2毫升
食用油 ....适量
姜丝、葱花、胡椒粉各少许

1. 将洗净的茼蒿切段；处理干净的猪肝切片，放入姜丝、鸡粉、料酒、盐、生粉、食用油，腌渍10分钟，至其入味。
2. 砂锅中注水烧开，放入大米，用小火煮至大米熟透，放入枸杞、猪肝片，搅散，煮至沸。
3. 放入茼蒿段，搅拌匀，加入盐、鸡粉、胡椒粉，淋入芝麻油。
4. 用勺拌匀调味，关火后盛出煮好的汤料，装入汤碗中，撒上葱花即可。

蒸茼蒿

🌿 口味：鲜　烹饪方法：蒸

茼蒿 350克
面粉 20克
生抽 10毫升
蒜末 ....少许
芝麻油 ....适量

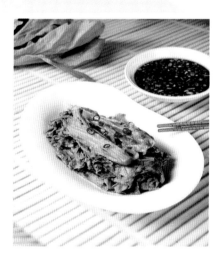

1. 将茼蒿切成同等的长段，放入碗中，加入面粉，拌匀，备用。
2. 蒸锅上火烧开，放入茼蒿段，大火蒸2分钟至熟。
3. 在蒜末中倒入生抽、芝麻油，搅拌匀制成味汁。
4. 将茼蒿取出，装入盘中，配上味汁即可。

雪里蕻

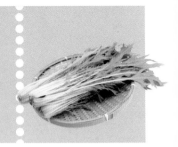

营养成分：维生素A、B族维生素、维生素C、维生素D、纤维素、糖类、胡萝卜素、钾、钙等。

主要功能

雪里蕻含有大量的抗坏血酸——维生素C，是活性很强的还原物质，能参与机体重要的氧化还原过程，缓解因肾虚造成的不耐疲劳、乏力、记忆力减退等症，增强机体的抗病能力，是温中理气的补肾佳品。

食用建议

雪里蕻中含有大量的膳食纤维，不易消化，小儿消化功能不全者不宜多食。此外，内热偏甚、瘙痒型皮肤病患者也不宜多食。雪里蕻经过腌制再食用，要特别注意存放时间，存放超过一周，雪里蕻中的亚硝酸盐含量达到最高点，其致癌性最强，不宜食用。

雪里蕻炒鸭胗

口味：鲜 烹饪方法：炒

鸭胗	240克	鸡粉	2克
雪里蕻	150克	食用油	适量
料酒	16毫升	葱条、姜片、八角各少许	
盐	3克		

1. 热水锅中，倒入鸭胗、姜片、葱条、八角、料酒、盐，煮去腥味，捞出。
2. 将雪里蕻切碎，鸭胗切薄片。
3. 用油起锅，倒入雪里蕻梗，翻炒，再倒入叶子部分，翻炒至变软，倒入鸭胗片，翻炒出香味。
4. 加入盐、鸡粉、料酒，翻炒片刻，使其入味，将炒好的菜肴盛出，装入盘中即可。

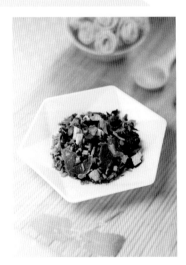

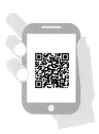

雪里蕻炖豆腐

🍃 口味：鲜 烹饪方法：炒

　　豆腐可先用淡盐水浸泡在冷水中，这样不仅能使豆腐更入味，且煮的时候也不易散烂；雪里蕻可以切得碎一点，这样口味更佳。

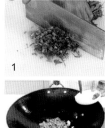
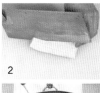
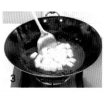
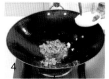
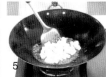
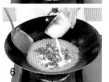

雪里蕻............220 克
豆腐...............150 克
肉末................65 克
老抽..............1 毫升
料酒、生抽....各 2 毫升
食用油................适量
姜末、葱花、盐 各少许

1. 将洗净的雪里蕻切成碎末。
2. 将洗好的豆腐切条形，改切成方块。
3. 锅中注水烧开，加少许盐，倒入豆腐块，拌匀，焯煮约 1 分 30 秒，捞出。
4. 用油起锅，倒入肉末、生抽、料酒、姜末，炒匀，倒入雪里蕻，炒至变软。
5. 加入少许清水，倒入豆腐块、老抽、盐，炒匀调味，续煮一会儿至入味。
6. 转大火收汁，倒入水淀粉勾芡，关火后将锅中的食材装入碗中，撒上葱花即可。

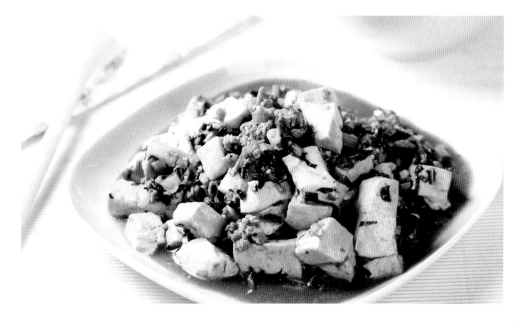

韭菜

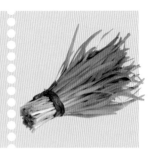

营养成分：蛋白质、糖类、膳食纤维、维生素A、维生素C、维生素E、钙、镁、铁等。

主要功能

韭菜性温，味辛，归肝、肾经，具有补肾温阳、益脾健胃、行气理血的功效，能缓解因肾虚引起的食欲减退。多吃韭菜，可养肝，增强脾胃之气，促进脾胃对营养物质的消化吸收，增强机体的免疫功能，提高机体的抗寒能力，缓解女性肾虚引起的畏寒症状。

食用建议

将韭菜切开后，放置时间越长，其味道就会越重，所以韭菜应在烹饪前再切。烹调韭菜应急火快炒，稍微加热即可，这样才能使韭菜的口味更佳。此外，韭菜的粗纤维含量较多，不易消化吸收，要适量食用。

韭菜炒猪血

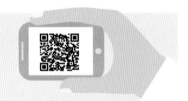

🍃 口味：鲜　烹饪方法：炒

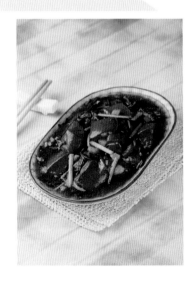

韭菜 150克	沙茶酱 15克
猪血 200克	水淀粉 8毫升
彩椒 70克	姜片、蒜末......各少许
盐 4克	食用油 ....适量
鸡粉 2克	

1. 将韭菜切成段；彩椒切成粒；猪血切成小块。
2. 开水锅中，放入盐，倒入猪血块，煮1分钟，至其五成熟，捞出。
3. 用油起锅，放入姜片、蒜末，加入彩椒粒，炒香，放入韭菜段、沙茶酱，炒匀。
4. 倒入猪血块、清水，放入盐、鸡粉调味，淋入水淀粉，炒匀，盛出即可。

韭菜蛋炒饭

🌿 口味：鲜　烹饪方法：炒

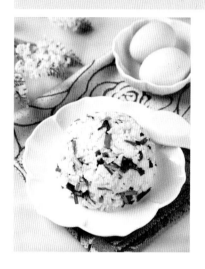

韭菜 .... 50 克
米饭 .... 230 克
鸡蛋液 .... 85 克
盐、鸡粉 .... 2 克
食用油 .... 适量

1. 将清洗干净的韭菜切成小段，备用。
2. 热锅注油烧热，倒入鸡蛋液，炒制凝固，装入碗中。
3. 锅底留油烧热，倒入米饭，快速炒散，倒入韭菜段、鸡蛋，翻炒片刻。
4. 加入少许盐、鸡粉，翻炒调味，关火后盛出装盘即可。

韭菜豆渣饼

🌿 口味：鲜　烹饪方法：煎

鸡蛋 .... 120 克
韭菜 .... 100 克
豆渣 .... 90 克
玉米粉 .... 55 克
盐 .... 3 克
食用油 .... 适量

1. 将韭菜切成粒。
2. 用油起锅，倒入韭菜末、豆渣、盐，炒匀调味，盛出。
3. 鸡蛋打入碗中，加入盐，调匀，再放入炒好的食材，撒上玉米粉，调匀，制成豆渣饼面糊。
4. 煎锅中注入少许食用油烧热，倒入调好的面糊，摊开、铺匀，用中火煎至两面熟透、呈金黄色。
5. 关火后盛出，分成小块，摆好盘即成。

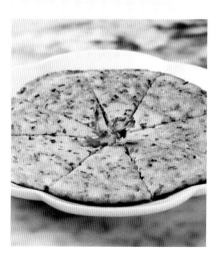

西蓝花

营养成分：蛋白质、糖类、钙、磷、铁、胡萝卜素、维生素及多种矿物质。

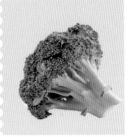

主要功能

中医认为西蓝花可补肾填精、健脑壮骨、补脾和胃，对肾虚引起的久病体虚、肢体痿软、耳鸣健忘有改善作用。此外，西蓝花的抗癌作用十分显著，男性常食，可以保护其免受前列腺癌的袭击；女性常食，能够有效预防乳腺癌。

食用建议

西蓝花宜选择菜株亮丽、花蕾紧密结实、花球表面无凹凸、整体有隆起感、拿起来没有沉重感的。西蓝花应当放在盐水中浸泡几分钟，去除残留农药、诱出菜虫后再烹饪。烹制时，应在出锅前再放盐，防止水溶性营养物质流失。

西蓝花炒鸡片

🌿 口味：清淡　烹饪方法：炒

西蓝花............200 克	鸡粉 ....4 克
鸡胸肉............100 克	料酒 ....5 毫升
胡萝卜块..........50 克	水淀粉、食用油.........各适量
盐 ....8 克	姜片、蒜末、葱白.......各少许

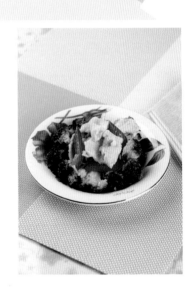

1. 将鸡胸肉切片，加盐、鸡粉、水淀粉、食用油，腌渍5分钟。
2. 锅中注水烧开，放入食用油和盐，先后将胡萝卜块、西蓝花焯煮好后捞出。
3. 用油起锅，倒入胡萝卜块、姜片、蒜末、葱白，快炒几下，放入鸡胸肉片、料酒，炒匀。
4. 注入清水，加盐、鸡粉、水淀粉，炒匀，西蓝花摆盘中，将炒好的食材放在上面即成。

西蓝花胡萝卜粥

🌿 口味：清淡　烹饪方法：煮

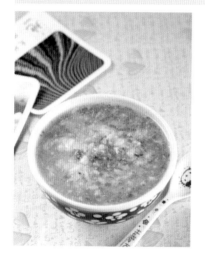

西蓝花 .... 60 克
胡萝卜 .... 50 克
大米 .... 95 克

1. 汤锅中注水烧开，倒入西蓝花，煮 1 分 30 秒至断生，捞出，切碎，剁成末。
2. 将洗净的胡萝卜切片，再切成丝，改切成粒。
3. 汤锅中注水烧开，倒入好的大米，拌匀，用小火煮 30 分钟至大米熟软。
4. 倒入胡萝卜，搅拌匀，用小火煮 5 分钟至食材熟透。
5. 放入西蓝花粒，搅拌匀，大火煮沸，将煮好的粥盛出装碗即可。

茄汁西蓝花

🌿 口味：鲜　烹饪方法：煮

西蓝花 .... 360 克
盐 .... 3 克
番茄酱 .... 20 克
水淀粉 .... 10 毫升
蒜末 .... 少许
食用油 .... 适量

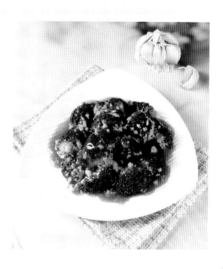

1. 将洗净的西蓝花切成小朵。
2. 开水锅中放入盐食用油西蓝花煮约 2 分钟至熟，捞出，装入盘中，码放好。
3. 锅置火上烧热，倒入适量食用油，放入蒜末、番茄酱，爆香。
4. 倒入清水拌匀，放盐，再用水淀粉勾芡，制成味汁
5. 盛出，浇在盘中摆好的西蓝花上即可。

莴笋

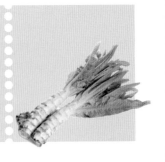

营养成分：蛋白质、脂肪、糖类、钙、磷、铁、胡萝卜素、维生素B₂、维生素C等。

主要功能

　　莴笋有滋阴补肾、消水肿的作用，且其中的钾含量高，能够调节机体的水盐代谢，起到清热利尿之效。莴笋中含有一定量的锌、铁，特别是莴笋中的铁元素很容易被人体吸收，经常食用新鲜莴笋，可以防治肾虚引起的月经不调、气血不足等症状。

食用建议

　　莴笋叶中的各类营养素成分都比莴笋茎要高，要改变不吃莴笋叶的习惯。此外，莴笋怕盐，在烹饪的时候，要少放盐，以免破坏其营养成分；莴笋不能用铜制器皿烹制，以免破坏其中的抗坏血酸成分。

红油莴笋丝

🍃 口味：辣　烹饪方法：炒

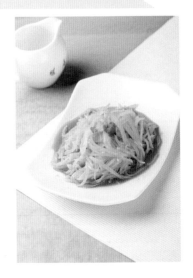

莴笋 .... 230 克
盐 .... 1 克
鸡粉 .... 2 克
辣椒油 .... 7 毫升
蒜末 ....少许
食用油 ....适量

1. 将去皮莴笋切成细丝，备用。
2. 用油起锅，倒入蒜末，爆香，放入莴笋丝，炒至断生。
3. 加入适量盐、鸡粉，淋入辣椒油，翻炒均匀至食材入味。
4. 关火后盛出炒好的食材即可。

杂酱莴笋丝

口味：清淡　烹饪方法：炒

莴笋丝口感清脆，宜用大火快炒，时间过长会让莴笋失去清脆的口感；也可将生莴笋丝焯水后直接拌酱菜食用。

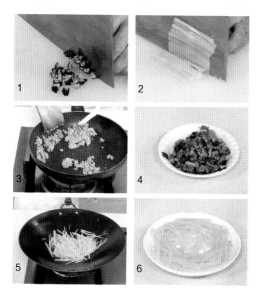

莴笋	120克	料酒	3毫升
肉末	65克	生抽	4毫升
香菇	45克	食用油	适量
熟蛋黄	25克	姜片、蒜末、葱段、鸡	
盐	3克	粉	各少许

1. 将洗净的香菇切丝，再切细丁。
2. 将去皮洗好的莴笋切片，改切细丝。
3. 煎锅置火上，淋入食用油烧热，倒入肉末，中火快炒至转色，淋入料酒，炒匀。
4. 放上姜片、蒜末、葱段、香菇丝、水，略煮，加生抽、盐、鸡粉，制成酱菜，盛出备用。
5. 用油起锅，倒入莴笋丝，炒至其变软，加入盐、鸡粉，快速翻炒，至食材入味。
6. 关火后盛出，装在盘中，摆好，再盛入酱菜，点缀上熟蛋黄即成。

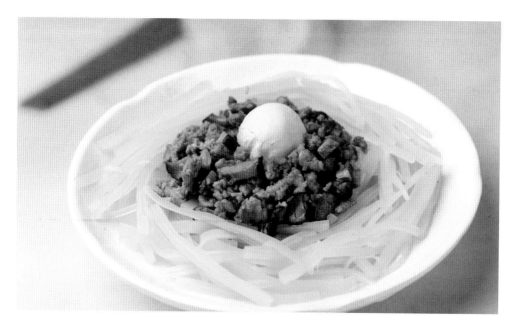

芦笋

营养成分：人体所必需的各种氨基酸、硒、钼、镁、锰、非蛋白质含氮物质、天门冬氨酸等。

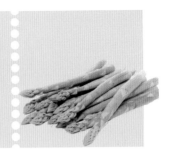

主要功能

芦笋有"蔬菜之王"之称，营养价值很高，其补肾作用在于其能够调节人体整体生理机能，经常食用，对水肿、膀胱炎、排尿困难、胆结石等病症有一定的疗效；对于易上火、患有肾病高血压的人群来说，芦笋还有清热利尿的作用。

食用建议

芦笋中含有的叶酸极易被破坏，所以不宜用高温烹煮，以免影响其功效；用油炒或者拌食能够促进人体对芦笋中维生素 C 的吸收。此外，芦笋久藏，会使其纤维组织变硬且流失大量营养素，故应即买即食。

芦笋西红柿鲜奶汁

🌿 口味：清淡　烹饪方法：榨汁

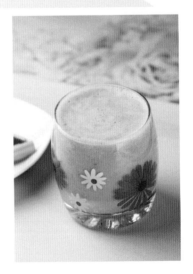

芦笋 .... 60 克
西红柿 .... 130 克
牛奶 ....80 毫升

1. 将洗净的芦笋切成段；洗好的西红柿切成小块，备用。
2. 取榨汁机，选择搅拌刀座组合，倒入芦笋段、西红柿块，注入适量矿泉水。
3. 盖上盖，选择"榨汁"功能，榨取蔬菜汁，揭盖，倒入牛奶。
4. 盖上盖，选择"榨汁"功能，搅拌均匀，揭开盖，把蔬菜汁倒入杯中即可。

芦笋煨冬瓜

口味：清淡　烹饪方法：炒

指导

焯煮芦笋时加点食用油，可防止芦笋变黄；冬瓜宜切成小块，这样更易炒熟，也能最大限度地保存冬瓜的营养素。

1

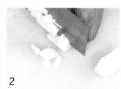
2

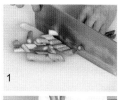
3

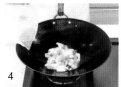
4

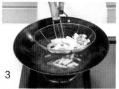
5

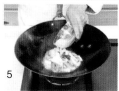
6

冬瓜 230克
芦笋 130克
盐、鸡粉.....................各1克
蒜末、葱花.................各少许
水淀粉、芝麻油、食用油各适量

1. 将洗净的芦笋用斜刀切段。
2. 将去皮的冬瓜切开，去瓤，切成小块。
3. 开水锅中，倒入冬瓜块、食用油，煮约半分钟，倒入芦笋段，煮至断生，捞出。
4. 用油起锅，放入蒜末，爆香，倒入焯过水的材料，加入盐、鸡粉、清水，炒匀。
5. 用大火煨煮约半分钟，至食材熟软，倒入少许水淀粉勾芡。
6. 加入葱花，淋入芝麻油，拌炒均匀，至食材入味，盛出锅中的食材即可。

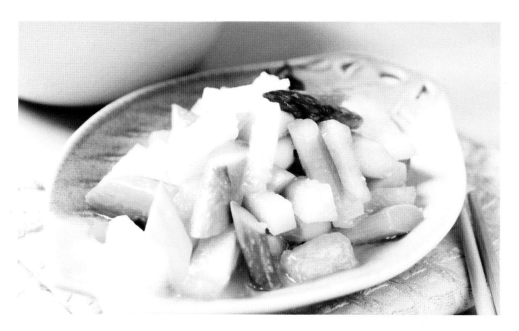

苦瓜

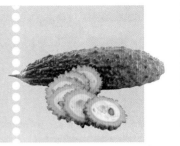

营养成分：类胰岛素、蛋白质、糖类、维生素C、粗纤维、胡萝卜素和钙、磷、铁等多种矿物质。

主要功能

苦瓜含有丰富的维生素C，常食能够增强机体免疫力，促进皮肤新陈代谢，缓解肾虚引起的肤色晦暗无光泽、肤质粗糙、干燥、色斑等症状。常食苦瓜还能调节人体的生理机能，有利尿凉血、益气壮阳之效。

食用建议

苦瓜身上含有的一粒粒果瘤，是判断其品质优劣的标准。颗粒越大越饱满，代表瓜肉越厚；相反颗粒愈小，则代表瓜肉越薄。苦瓜含有奎宁，会刺激子宫收缩，引起流产，所以孕妇要慎重食用。

苦瓜荞麦饭

口味：清淡　烹饪方法：蒸

荞麦	100 克
苦瓜	60 克
红枣	20 克

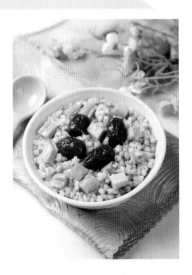

1. 砂锅中注入适量清水，用大火烧开，倒入切好的苦瓜，焯煮约30秒，捞出，沥干水分，装盘备用。
2. 取一个蒸碗，分层次放入荞麦、苦瓜片、红枣，铺平，倒入适量清水，使水没过食材约1厘米的高度。
3. 蒸锅中注入适量清水烧开，放入蒸碗，盖上盖，中火炖40分钟至食材熟软。
4. 揭开盖，关火后取出蒸碗，待蒸好的苦瓜荞麦饭冷却即可食用。

苦瓜玉米蛋盅

口味：鲜　烹饪方法：蒸

在汆煮苦瓜的时候，可以加点盐，不仅能保持其翠绿的颜色，还能更好地去除苦味；另外，应将苦瓜瓤去除干净，才能减少苦味。

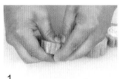
1

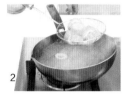
2

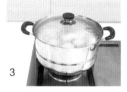
3

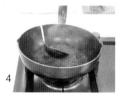
4

苦瓜 ....250 克	鸡粉、白糖..各 2 克
玉米粒 ....100 克	蚝油、盐.....各 3 克
鸡蛋 ....80 克	水淀粉 ....4 毫升
粉丝 ....150 克	芝麻油 ....3 毫升
胡萝卜片 ....50 克	食用油 ....适量
生抽 .... 5 毫升	

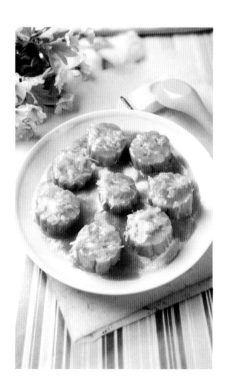

1. 将泡发好的粉丝切碎；苦瓜切成段，挖去瓤；鸡蛋打入碗中，加入少许盐，搅拌匀。

2. 开水锅中，倒入玉米粒，汆煮至断生，捞出，再倒入苦瓜段，汆煮去苦味，捞出，取一盘，装入胡萝卜片，再摆上苦瓜段，在苦瓜段内放入玉米粒，在中间摆上粉丝。

3. 蒸锅上火烧开，放入苦瓜盅，大火蒸 5 分钟，浇上备好的蛋液，大火继续蒸 5 分钟。

4. 取一碗，加入盐、生抽、清水、白糖，再放入鸡粉、蚝油、水淀粉，制成酱汁，热锅注油烧热，倒入酱汁、芝麻油，搅匀，将苦瓜盅取出，将酱汁浇在苦瓜盅上即可。

黄瓜

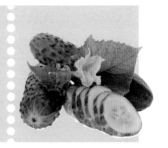

营养成分：蛋白质、食物纤维、矿物质、维生素、乙醇、丙醇、多种游离氨基酸等。

主要功能

黄瓜含有大量的水分及维生素，能够改善人体新陈代谢，有效对抗肾虚引起的皮肤暗沉、老化、色斑等问题。此外，黄瓜还具有除湿、利尿、降脂、镇痛、促消化的功效，对肾虚引起的尿频、小便短赤、水肿尿少、食欲不振、大便不畅等症有食疗作用。

食用建议

黄瓜应选择色泽亮丽、瓜型直、质地稍硬，外表有刺状凸起者，黄瓜头上顶着新鲜黄花的为最好。黄瓜尾部含有较多的苦味素，苦味素有抗癌作用，所以不宜把黄瓜尾部全部丢掉。

黄瓜炒牛肉

🌿 口味：鲜　烹饪方法：炒

黄瓜 .... 150 克	生抽 .... 5 毫升	
牛肉 .... 90 克	姜片、蒜末、葱段各少许	
红椒 .... 20 克	料酒、食粉、水淀粉、食	
盐 .... 3 克	用油 .... 各适量	
鸡粉 .... 2 克		

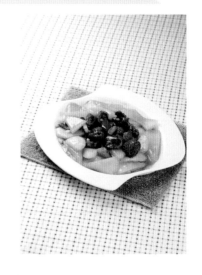

1. 黄瓜、红椒切小块；牛肉切片，装碗中，放入食粉、生抽、盐、水淀粉，注食用油，抓匀，腌渍10分钟。
2. 热锅注油，烧至四成热，放牛肉片，滑油至变色，捞出。
3. 锅底留油，放入姜片、蒜末、葱段，爆香，倒红椒块、黄瓜块、牛肉片、料酒，炒香。
4. 加盐、鸡粉、生抽，调味，倒入水淀粉勾芡，盛出即可。

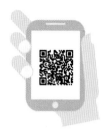

金针菇拌黄瓜

🌿 口味：辣　烹饪方法：拌

指导

黄瓜与胡萝卜鲜脆可口，故焯煮的时间不宜过长，以免影响成品的口感；金针菇要煮熟后再拌，生食会影响胃肠道健康。

金针菇	110 克
黄瓜	90 克
胡萝卜	40 克
盐	3 克
食用油	2 毫升
陈醋	3 毫升
生抽	5 毫升
蒜末、葱花	各少许
鸡粉、辣椒油、芝麻油各适量	

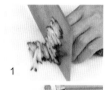
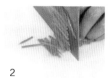
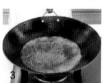
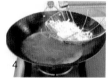
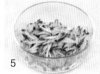
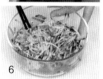

1. 将洗净的黄瓜切片，改切成丝。
2. 将去皮胡萝卜切成丝；金针菇切去根部。
3. 锅中注水烧开，放入食用油、盐，倒入胡萝卜丝，搅匀，煮半分钟。
4. 放入金针菇，搅匀，煮 1 分钟，至食材熟透，捞出。
5. 将黄瓜丝倒入碗中，放入适量盐，倒入金针菇、胡萝卜丝、蒜末、葱花。
6. 加入鸡粉、陈醋、生抽、辣椒油、芝麻油，拌匀，将拌好的食材装入盘中即可。

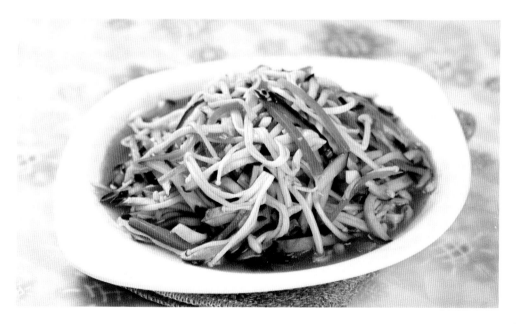

西葫芦

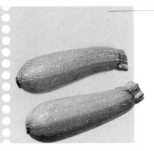

营养成分：蛋白质、纤维素、糖类、胡萝卜素、维生素C、钙、腺嘌呤、天门冬氨酸等。

主要功能

西葫芦具有清热利尿、除烦止渴、消肿散结的功效，对肾虚引起的水肿腹胀、肝硬化腹水等症有辅助食疗的作用。西葫芦含钠盐极低，有助于增强肝肾细胞的再生能力，增强机体免疫力，预防肝肾病变。

食用建议

西葫芦本身水分足、质地嫩、易熟透，所以烹制的时候要少放油，并避免长时间加热破坏其中的营养。选购西葫芦的时候，应选色泽光亮、鲜绿，瓜体周正，表面无疙瘩，没有损伤、溃烂者为佳。

西葫芦炒鸡蛋

🌿 口味：鲜　烹饪方法：炒

鸡蛋	2个	水淀粉	3毫升
西葫芦	120克	葱花	少许
盐、鸡粉	各2克	食用油	适量

1. 将西葫芦对半切开，切成片。
2. 将鸡蛋打入碗中，加盐、鸡粉，打散。
3. 开水锅中，放入盐、食用油、西葫芦片，煮1分钟，捞出。
4. 另起锅，注油烧热，倒入蛋液，快炒至鸡蛋熟，倒入焯好的西葫芦片，炒匀。
5. 加盐、鸡粉、水淀粉、葱花，炒匀，起锅，盛出，装盘即可。

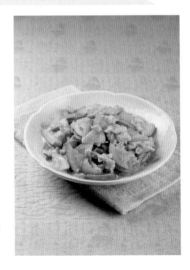

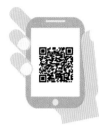

果仁凉拌西葫芦

🌿 口味：清淡　烹饪方法：拌

炸花生时，可将油与花生同时放入锅中，使其慢慢升温，炸出来的花生更加酥脆可口；西葫芦不要焯太久，以免营养物质流失。

花生 .... 100 克
腰果 .... 80 克
西葫芦..................... 400 克
盐 .... 4 克
鸡粉 .... 3 克
生抽 .... 4 毫升
芝麻油..................... 2 毫升
蒜末、葱花................各少许
食用油........................适量

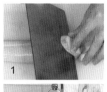
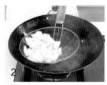
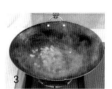
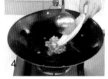
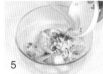
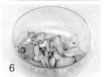

1. 将洗净的西葫芦对半切开，再切成片。
2. 开水锅中，加盐、西葫芦片、食用油，煮 1 分钟至熟，捞出，沥干水分，备用。
3. 将花生、腰果倒入沸水锅中，煮半分钟，捞出，沥干水分，装盘，备用。
4. 热锅注油，烧至四成热，放入花生、腰果，炸至散出香味，捞出，备用。
5. 把西葫芦片倒入碗中，加入少许盐、鸡粉、生抽，放入蒜末、葱花，拌匀。
6. 加芝麻油、花生和腰果，拌匀，盛出。

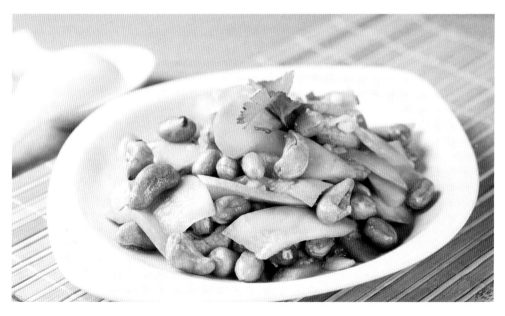

秋葵

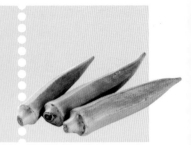

营养成分：蛋白质、脂肪、纤维素、糖类、胡萝卜素、维生素C、钙、灰分、维生素 B_1、维生素 B_2 等。

主要功能

秋葵嫩果中含有一种黏性液质，经常食用可消除疲劳、迅速恢复体力，是对抗肾虚不耐疲劳的食疗佳品；此外，秋葵含有特殊的药效成分，能强肾补虚，对男性器质性疾病有辅助治疗作用，是一种极佳的营养保健蔬菜。

食用建议

秋葵表面有一层小毛刺，若处理不干净，会严重影响菜肴的口感。清洗的时候，可先将秋葵浸泡一会，然后用两个秋葵呈垂直角度上下互相刮，可以去掉大部分的小刺，且不会破坏秋葵的表皮。

秋葵炒肉片

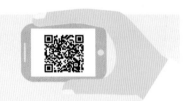

🍃 口味：鲜　烹饪方法：炒

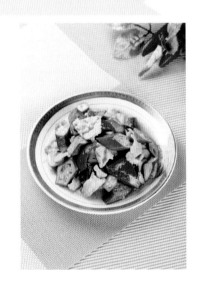

秋葵	180 克	鸡粉	3 克
猪瘦肉	150 克	食用油	适量
红椒	30 克	水淀粉、生抽	各 3 毫升
盐	2 克	姜片、蒜末、葱段各少许	

1. 将红椒切小块；秋葵切段。
2. 将猪瘦肉切片，装入碗中，放入盐、鸡粉、水淀粉、食用油，腌渍 10 分钟至入味。
3. 锅中注水烧开，加入食用油、秋葵段，焯煮半分钟至其断生，捞出。
4. 用油起锅，放姜片、蒜末、葱段，爆香，倒入肉片、秋葵段，炒匀。
5. 放入红椒块、生抽、盐、鸡粉，调味，盛出，装盘即可。

莲藕炒秋葵

🍃 口味：清淡　烹饪方法：炒

指导

秋葵的籽和黏液具有独特的保健功效，不可将其切得太小，以免营养成分流失过多；秋葵易熟，焯煮的时候可以最后放入。

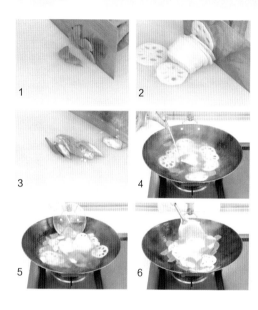

1

2

3

4

5

6

去皮莲藕......................... 250 克
去皮胡萝卜..................... 150 克
秋葵 .... 50 克
红彩椒 .... 10 克
盐 .... 2 克
鸡粉 .... 1 克
食用油...............................5 毫升

1. 将清洗干净的胡萝卜切成片；清洗干净的红彩椒切成片。
2. 将洗好的莲藕切片。
3. 将洗好的秋葵斜刀切片。
4. 锅中注水烧开，加入食用油、盐，拌匀，倒入胡萝卜片、莲藕片、红彩椒、秋葵片，拌匀。
5. 焯煮约 2 分钟至食材断生，捞出焯煮好的食材，沥干水，装盘备用。
6. 用油起锅，倒入焯好的食材，加入盐、鸡粉，炒匀入味，关火后盛出炒好的菜肴，装盘即可。

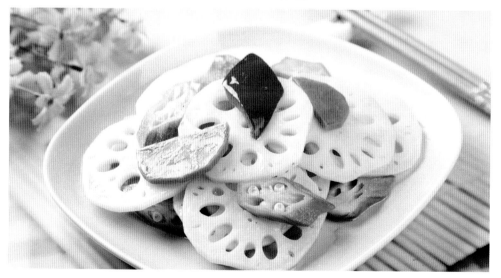

板栗

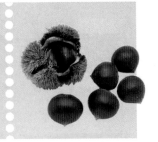

营养成分：糖类、蛋白质、脂肪、维生素C、维生素B$_1$、维生素B$_6$、叶酸、铜、钾、镁等。

主要功能

板栗味甘，性温，归脾、胃、肾经，具有补肾强筋、活血补血、健脾益胃的功效，适用于肾虚患者，对于腰膝酸软、食欲不振、小便频数、慢性腹泻等症有食疗作用。此外，板栗还是高热量食物，对肾虚畏寒之症也有益处。

食用建议

板栗生食过量不易消化，熟食过量容易滞气，故每天的食用量最好不要超过 10 颗；尤其是脾胃虚弱、消化功能不强以及风湿病、便秘的患者不宜过量食用。板栗肉表层的绒毛不易去除，可以先用沸水浸泡 5 分钟，然后再剥除。

板栗粥

口味：清淡　烹饪方法：煮

板栗 .... 90 克
大米 .... 120 克
盐 .... 2 克

1. 将板栗切片切碎，装入碗中，备用。
2. 锅中注入适量清水，倒入板栗末，盖上盖，用大火煮沸。
3. 揭盖，下入泡好的大米，搅拌匀，盖上盖，用小火煮 30 分钟至大米熟烂。
4. 揭盖，加入适量盐，拌匀调味，关火，盛出煮好的粥，装入碗中即可。

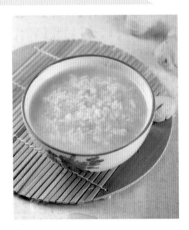

板栗煨白菜

口味：清淡　烹饪方法：焖

指导

锅中注入的清水不宜太多，以免影响白菜清甜的味道。要选用颗粒饱满、呈深褐色、无霉变、无虫害的板栗，更有利于健康。

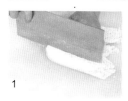
1

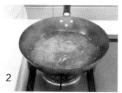
2

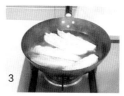
3

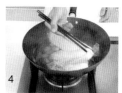
4

白菜 .... 400 克
板栗肉 .... 80 克
高汤 .... 180 毫升
盐 .... 2 克
鸡粉、葱花................各少许

1. 将洗净的白菜切开，再改切瓣，备用。
2. 锅中注水烧热，倒入备好的高汤，放入洗净的板栗肉，拌匀，用大火略煮。
3. 待汤汁沸腾，放入切好的白菜片，加入盐、鸡粉，拌匀调味。
4. 盖上盖，用大火烧开后转小火焖约 15 分钟，至食材熟透，揭盖，撇去浮沫，关火后盛出煮好的菜肴，装入盘中，摆好即可。

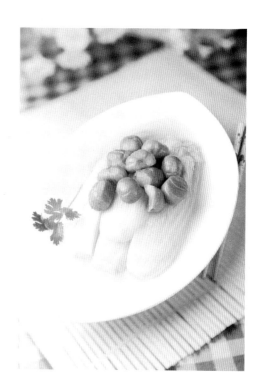

黑木耳

营养成分：蛋白质、糖类、粗纤维、钙、磷、铁、胡萝卜素、维生素B₁、烟碱酸等。

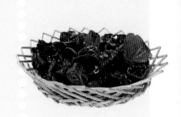

主要功能

黑木耳有"荤中之素"的美誉，在世界上被称为"中餐中的黑色瑰宝"，其营养价值极高，且黑色食物入肾，其滋阴补肾的作用也较明显。黑木耳是各种食品中含铁量最多的，它可以及时为人体补充足够的铁质，对肾虚引起的血气不足、头晕体虚等症状有改善作用。

食用建议

新鲜的黑木耳中含一种感光物质——卟啉，食用后会引起日光性皮炎，故新鲜黑木耳不宜食用。干黑木耳在烹饪前，先将其放入温水中，加点盐浸泡半个小时，可以让其快速变软。

彩椒木耳炒百合

🍃 口味：鲜　烹饪方法：炒

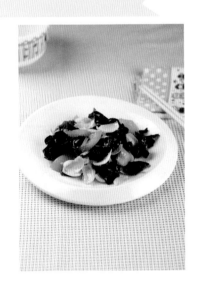

百合、彩椒	50克	鸡粉	2克
木耳	55克	水淀粉、食用油各适量
盐	3克	姜片、蒜末、葱段各少许
料酒、生抽	各2毫升

1. 将彩椒切小块；木耳切成小块。
2. 开水锅中，放入木耳、盐、百合、彩椒块，搅匀，煮半分钟，捞出，沥干水分，备用。
3. 用油起锅，放入姜片、蒜末、葱段，爆香，倒入焯好的食材，淋入料酒，翻炒香。
4. 加入生抽、盐、鸡粉，倒入适量水淀粉，快速炒匀，起锅，将食材盛出，装入盘中即可。

木耳黄花菜炒肉丝

🌿 口味：鲜　烹饪方法：炒

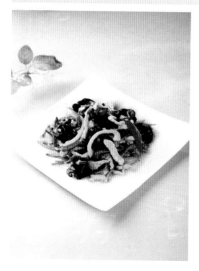

木耳 100克	盐、鸡粉........各2克
黄花菜..........130克	生抽 3毫升
猪瘦肉..........95克	料酒 5毫升
彩椒 20克	水淀粉、食用油各适量

1. 将黄花菜切段；彩椒切条；猪瘦肉切细丝，加入盐、水淀粉，拌匀，腌渍至入味。
2. 开水锅中，放入黄花菜段、木耳、彩椒条，煮至断生，捞出，沥干水分，装盘备用。
3. 用油起锅，倒入肉丝，炒匀至其变色，淋入少许料酒，倒入焯过水的材料，炒匀炒透。
4. 加入适量盐、鸡粉、生抽、水淀粉，翻炒均匀至食材入味，关火后盛出炒好的菜肴即可。

木耳炒鸡片

🌿 口味：鲜　烹饪方法：炒

木耳 40克
鸡胸肉 100克
彩椒 40克
盐、鸡粉.......................各3克
姜片、蒜末、葱段.............各少许
生抽、料酒、水淀粉、食用油各适量

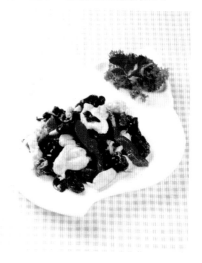

1. 将木耳、彩椒切小块；鸡胸肉切片；鸡胸肉片中，加盐、鸡粉、水淀粉、食用油，腌渍入味。
2. 开水锅中，加油、盐、彩椒块、木耳，煮1分钟至断生，捞出。
3. 热锅注油，烧五成热，放鸡胸肉片，滑油至变色，捞出。
4. 锅底留油，放姜片、蒜末、葱段、木耳、彩椒块、鸡胸肉片、料酒、生抽、盐、鸡粉、水淀粉，炒匀，盛入盘中即可。

山药

营养成分：糖蛋白、黏液质、胡萝卜素、维生素B_1、维生素B_2、维生素C、烟酸、胆碱等。

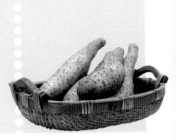

主要功能

山药性平，味甘，具有固肾涩精、补脾养胃、生津止渴、润肺滋阴、强健机体的功效，经常食用可防治肾虚引起的阳痿、早泄、肾亏遗精、腰酸腿软、带下、小便频数、虚热消渴、食欲不佳等症。

食用建议

新鲜山药切开时会有大量黏液流出，这些黏液中的植物碱粘到手上会瘙痒难忍，在洗手的清水中加入少许食醋，可以止痒。山药切片后需要立即浸泡在盐水中，以防止氧化发黑，影响成品的色泽及口感。

红豆山药羹

🍃 口味：清淡 烹饪方法：煮

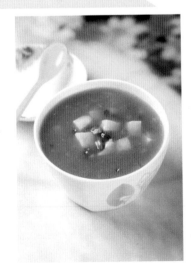

红豆 .... 150 克
山药 .... 200 克
白糖、水淀粉 ....各适量

1. 将洗净去皮的山药切粗片，再切成条，改切成丁，备用。
2. 砂锅中注入适量清水，倒入洗净的红豆。
3. 盖上盖，用大火煮开后转小火煮 40 分钟，揭盖，放入山药丁。
4. 盖上盖，用小火续煮 20 分钟至食材熟透，揭盖，加入白糖、水淀粉，拌匀。
5. 关火后盛出煮好的红豆山药羹，装入碗中，稍微放凉后即可食用。

家常紫薯山药豆浆

口味：清淡　烹饪方法：煮

指导

黄豆最好用温水泡软后再打浆，这样更容易搅拌成碎末；做成的豆浆要彻底煮熟后再饮用，否则易引起消化道疾病。

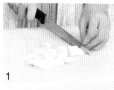
1

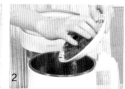
2

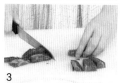
3

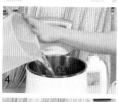
4

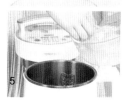
5

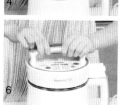
6

黄豆 .... 120 克
山药 .... 65 克
紫薯 .... 70 克

1. 将去皮洗净的山药切丁。
2. 将去皮洗净的紫薯切小块。
3. 取备好的豆浆机，倒入浸泡好的黄豆。
4. 放入切好的紫薯块和山药丁。
5. 注入适量的清水，至水位线即可。
6. 盖上豆浆机机头，选择"五谷"程序，再选择"开始"键，待其运转约 15 分钟，断电后取下机头，倒出豆浆，装入碗中即成。

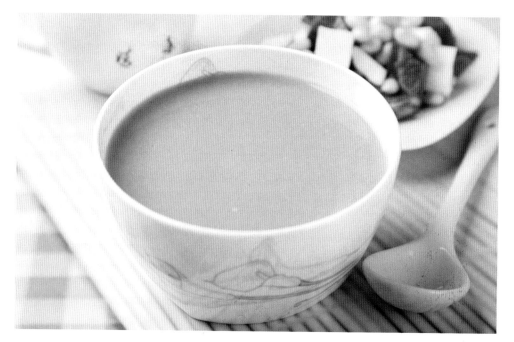

银耳

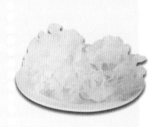

营养成分：蛋白质、脂肪、多种氨基酸、维生素、烟酸、钙、钾、磷、铁等。

主要功能

银耳是一味滋补良药，滋润而不腻滞，有强精补肾、滋阴润肺、生津止咳、清润益胃、补气和血、强心壮体、补脑提神、嫩肤美容之功效，对肾虚各种症状均有补益作用，是肾虚患者的食疗佳品。

食用建议

银耳在选择的时候，要注意看其颜色，呈白色的多是经硫黄熏制漂白过的，只有新鲜或者泡发后的银耳是白色的，晒干或烘干后的正常颜色为黄白色。银耳本身无味道，选择的时候也可取少许试尝，有刺激味或有辣味的都是硫黄熏制的。

冬瓜银耳莲子汤

🍃 口味：甜　烹饪方法：煮

冬瓜	300 克
银耳	100 克
莲子	90 克
冰糖	30 克

1. 将洗净的冬瓜切成丁；洗好的银耳切小块，备用。
2. 砂锅中注水烧开，倒入莲子、银耳，用小火煮20分钟，至食材熟软。
3. 倒入冬瓜丁，拌匀，用小火再煮15分钟，至冬瓜熟软。
4. 放入冰糖，搅拌匀，用小火续煮5分钟，至冰糖溶化，关火后盛出，装入碗中即可。

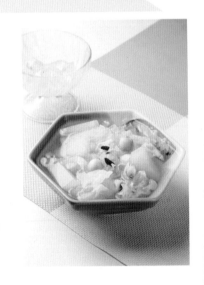

黄豆木瓜银耳排骨汤

🌿 口味：鲜　烹饪方法：煮

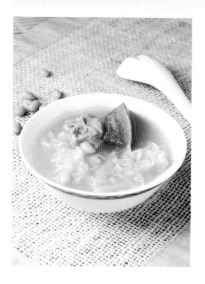

银耳 .... 60 克
木瓜 .... 100 克
排骨块 .... 250 克
黄豆 .... 80 克
盐 .... 2 克
姜片 ....少许

1. 将洗净的木瓜切块。
2. 锅中注入适量清水烧开，倒入排骨块，汆煮片刻，捞出，沥干水分，装盘备用。
3. 砂锅中注入适量清水，倒入排骨块、黄豆、木瓜、银耳、姜片，拌匀，煮至食材熟透。
4. 加入盐，搅拌片刻至入味，关火后盛出，装入碗中即可。

绿豆银耳羹

🌿 口味：甜　烹饪方法：煮

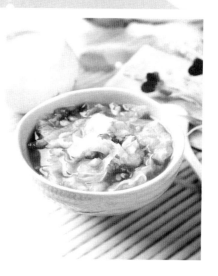

绿豆 .... 60 克
银耳 .... 250 克
白糖 .... 15 克

1. 砂锅中注入适量清水，用大火烧开，倒入泡好的绿豆，加入切好的银耳，搅拌均匀。
2. 盖上锅盖,用大火煮开后转小火续煮40分钟左右，至全部食材熟软。
3. 揭开锅盖，加入适量白糖，搅拌至白糖溶化。
4. 关火后盛出煮好的甜汤，装碗即可。

香菇

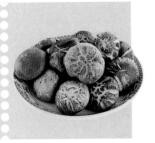

营养成分：糖类、粗纤维、钙、磷、铁、维生素 B_1、维生素 B_2、维生素 D 原等。

主要功能

香菇素有"山珍之王"之称，有补肝肾、健脾胃、益气血、益智安神、美容颜的功效，可用于肾虚引起的消化不良、便秘、肤色暗沉、记忆力下降等症状。香菇还含有能促进钙吸收的维生素 D 原，对防治肾虚引起的骨质疏松也有作用。

食用建议

香菇泡发后，若未食用完，要放在冰箱里冷藏才不会损失营养；泡发香菇的水不要丢弃，很多营养物质都溶在水中，可将其与香菇一同烹制。香菇与含有类胡萝卜素的番茄同食，会破坏番茄所含的类胡萝卜素，使营养价值降低。

香菇白菜瘦肉汤

🍃 口味：鲜　烹饪方法：煮

香菇 .... 60 克
大白菜 ....120 克
猪瘦肉 .... 100 克
盐、鸡粉 .... 各 3 克
姜片、葱花 .... 各少许
水淀粉、料酒、食用油各适量

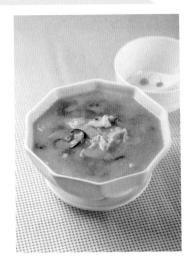

1. 将大白菜切小块；香菇切片；猪瘦肉切片。
2. 猪肉片中放盐、鸡粉、水淀粉、食用油，腌渍 10 分钟。
3. 用油起锅，放姜片、香菇片、大白菜块、料酒、炒香。
4. 倒入清水，用大火煮沸，放入盐、鸡粉，调味。
5. 倒入猪瘦肉肉片，用大火煮至汤沸腾，盛出，装碗，放入葱花即可。

香菇大米粥

🌿 口味：清淡　烹饪方法：煮

指导

香菇的里层可能藏着许多细小的沙粒，清洗时可用水多冲洗几次或在水中放入适量食盐，浸泡几分钟；香菇可以先焯煮一下，口感会更佳。

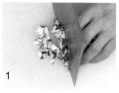

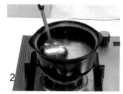

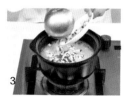

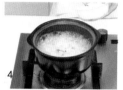

大米 .... 120 克
香菇 .... 30 克
盐、食用油 ....各适量

1. 将洗好的香菇切成丝，改切成粒，备用。
2. 砂锅中注入适量清水烧开，倒入洗净的大米，搅拌均匀，烧开后用小火煮约 30 分钟至大米熟软。
3. 倒入香菇粒，搅拌匀，煮至断生。
4. 加入少许盐、食用油，搅拌片刻至食材入味，关火后盛出，装入碗中，待稍微放凉即可食用。

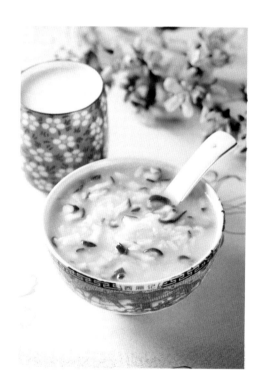

茶树菇

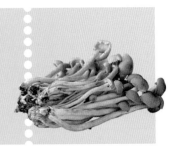

营养成分：8 种人体必需的氨基酸及葡聚糖、菌蛋白、糖类、B 族维生素、铁、钾、锌等。

主要功能

茶树菇性平，味甘，具有补肾滋阴、健脾胃、利尿、渗湿、提高人体免疫力的功效，对肾虚引起的腰酸痛、肤色暗沉、脾虚腹泻、小便不利、水肿等有食疗作用。此外，茶树菇还含有一定量的抗癌多糖，具有很好的抗癌作用。

食用建议

在挑选茶树菇的时候，尽量挑选粗细、大小一致的，颜色稍微带些棕色的较好，粗大、秆色较淡白的次之；若茶树菇大小不一致，则说明这些茶树菇的生长期不一样，里面掺杂了陈年的茶树菇。

茶树菇草鱼汤

口味：鲜　烹饪方法：煮

茶树菇	90 克	料酒	5 毫升
草鱼肉	200 克	芝麻油	3 毫升
盐、鸡粉	各 3 克	水淀粉	4 毫升
胡椒粉	2 克	姜片、葱花	各少许

1. 将茶树菇切去老茎；草鱼肉切双飞片后加入料酒、盐、鸡粉、胡椒粉、水淀粉、芝麻油，腌渍 10 分钟。
2. 开水锅中，放入茶树菇，煮至七成熟，捞出。
3. 另起锅，倒入清水烧开，倒入茶树菇、姜片、芝麻油、盐、鸡粉、胡椒粉，用大火煮至沸。
4. 放入鱼片，煮至鱼片变色，盛出，装碗，撒入葱花即可。

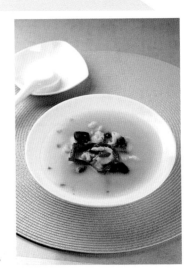

茶树菇炒鸡丝

🍃 口味：鲜　烹饪方法：炒

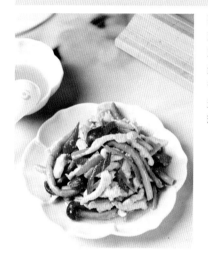

茶树菇	250 克	白胡椒粉	72 克
鸡肉	200 克	水淀粉	8 毫升
鸡蛋清	50 克	鸡粉	2 克
红椒	45 克	白糖	3 克
青椒	30 克	葱段、蒜末、姜末各少许	
盐	4 克	食用油	适量
料酒	12 毫升		

1. 将红椒、青椒切小条；鸡肉切丝后装碗中，加盐、料酒、白胡椒粉、鸡蛋清、水淀粉、食用油，腌渍 10 分钟。
2. 开水锅中，倒入茶树菇，汆去杂质，捞出。
3. 热锅注油烧热，倒入鸡肉丝，炒至转色，倒入姜末、蒜末，炒香。
4. 倒入茶树菇、料酒、清水、盐、鸡粉、白糖、青椒条、红椒条，快速翻炒匀。
5. 淋上水淀粉，炒匀，倒入葱段，炒香，盛出即可。

茶树菇煲牛骨

🍃 口味：鲜　烹饪方法：炖

牛骨段	500 克
茶树菇	100 克
盐	3 克
鸡粉	2 克
姜片、葱花、料酒	各少许

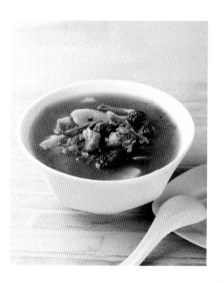

1. 将洗好的茶树菇切去根部，切成段。
2. 开水锅中，倒入牛骨段、料酒，搅散，汆去血水，捞出浮沫，捞出牛骨，装入盘中，备用。
3. 砂锅中注水烧开，倒入牛骨、姜片、茶树菇、料酒，用小火炖煮 2 小时至熟。
4. 加入少许盐、鸡粉，搅拌均匀，关火后盛出煮好的汤料，装入汤碗中，撒上葱花即可。

葡萄

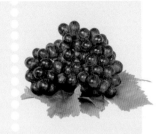

营养成分：蛋白质、葡萄糖、果糖、铁、钙、钾、胡萝卜素、维生素 B_1、维生素 B_2、烟酸等。

主要功能

葡萄具有滋补肝肾、养血益气、强壮筋骨、生津除烦、通利小便、健脑养神的功效，可用于肾虚引起的脾虚气弱、气短乏力、不耐疲劳、水肿、盗汗、小便不利等症的辅助食疗。葡萄籽中含有的前花青素，能够改善肤色暗沉、无光泽等问题，使肾虚患者的皮肤红润。

食用建议

葡萄含糖量高，尤其是葡萄糖含量高，又极易被人体吸收利用，所以糖尿病患者不宜多食；此外，脾胃虚寒者不宜多食葡萄，多食则令人泄泻。葡萄籽口味略涩，但却含有多种氨基酸、维生素及矿物质，具有保健、美容之功效，建议食用时将其保留。

葡萄豆浆

🍃 口味：清淡　烹饪方法：煮

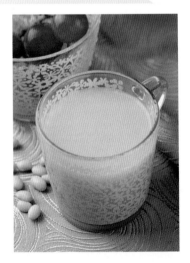

黄豆 .... 40 克
葡萄 .... 20 克

1. 将洗净的葡萄切成瓣，备用。
2. 将黄豆倒入碗中，注入清水，用手搓洗干净，黄豆倒入滤网，沥干水分，备用。
3. 将葡萄、黄豆倒入豆浆机中，注入清水，至水位线即可。
4. 盖上豆浆机机头，选择"五谷"程序，再选择"开始"键，开始打浆，待豆浆机运转约 15 分钟即成豆浆。
5. 把煮好的豆浆倒入滤网，滤取豆浆，将滤好的豆浆倒入杯中即可。

葡萄苹果汁

🍃 口味：甜　烹饪方法：榨

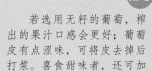
指导

若选用无籽的葡萄，榨出的果汁口感会更好；葡萄皮有点涩味，可将皮去掉后打浆。喜食甜味者，还可加入适量白糖。

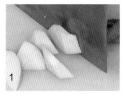
1

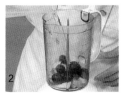
2

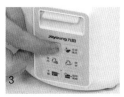
3

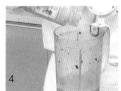
4

葡萄、苹果............ 各 100 克
柠檬 .... 70 克
蜂蜜 .... 20 毫升

1. 将洗好的苹果切瓣，去核，再切成小块。
2. 取榨汁机，选搅拌刀座组合，倒入切好的苹果，再倒入洗净的葡萄，倒入适量矿泉水，至水位线即可。
3. 盖上盖，选择"榨汁"功能，榨取葡萄苹果汁。
4. 揭盖，倒入适量蜂蜜，选择"榨汁"功能，搅拌一会儿，把果汁倒入杯中，挤入柠檬汁即可。

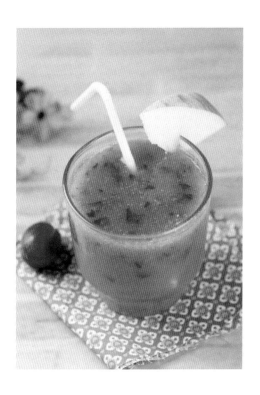

荔枝

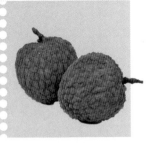

营养成分：蛋白质、脂肪、维生素C、胡萝卜素、核黄素、硫氨酸、铁、锌、钙等。

主要功能

荔枝具有益肾养心、健脾益肝、生津止渴、养血补血、理气止痛、止泻缩尿等功效，适用于病后津液不足及肾亏梦遗、脾虚泄泻等症。现代医学更是证明，荔枝可以改善人体性功能，对阳痿、早泄、阴冷及肾虚导致的腰膝酸软、失眠健忘有一定食疗作用。

食用建议

荔枝性热，不宜多食，否则易发热疮，引起恶心、肢软乏力、头昏眼花等症状。此外，荔枝含糖量较高，不宜空腹食用，否则会刺激胃黏膜，导致胃痛、胃胀；糖尿病患者需忌食。

荔枝西红柿炒丝瓜

🍃 口味：清淡　烹饪方法：炒

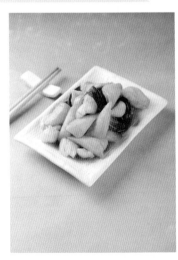

荔枝肉	110 克
西红柿	60 克
丝瓜	130 克
盐、鸡粉	各 2 克
白糖	少许
水淀粉、橄榄油	各适量

1. 将洗净的西红柿切小瓣，改切小块；去皮洗好的丝瓜切滚刀块。
2. 锅置火上，淋入少许橄榄油，大火烧热，倒入丝瓜块，炒匀，至其变软。
3. 放入切好的西红柿块，转小火，加入盐、白糖、鸡粉、水淀粉，用大火炒匀，至食材入味。
4. 再放入洗净的荔枝肉，炒匀炒香，关火后盛出菜肴，装入盘中即成。

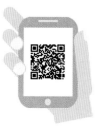

荔枝鸡球

🌿 口味：鲜　烹饪方法：炒

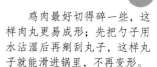

鸡肉最好切得碎一些，这样肉丸更易成形；先把勺子用水沾湿后再剜刮丸子，这样丸子就能滑进锅里，不再变形。

鸡胸肉 .... 165 克
荔枝 .... 135 克
鸡蛋 .... 1 个
彩椒 .... 40 克
盐 .... 3 克
鸡粉 .... 2 克
料酒 .... 5 毫升
姜片、葱段 .... 各少许
生粉、食用油、水淀粉各适量

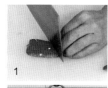
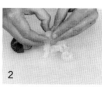
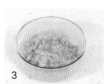
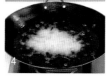
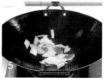
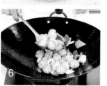

1. 将洗净的彩椒切菱形片。
2. 将洗好的荔枝去皮，取果肉，备用。
3. 将鸡胸肉切成肉末，放入碗中，加入料酒、鸡粉、盐、鸡蛋、生粉，制成肉糊。
4. 热锅注入食用油，再把面糊做成鸡肉丸，放入油锅中，炸至金黄色，捞出。
5. 用油起锅，放入姜片、葱段，爆香，倒入彩椒片、荔枝肉、鸡肉丸，翻炒匀。
6. 转小火，加入盐、鸡粉、料酒、水淀粉，大火快炒至入味，盛出装盘即可。

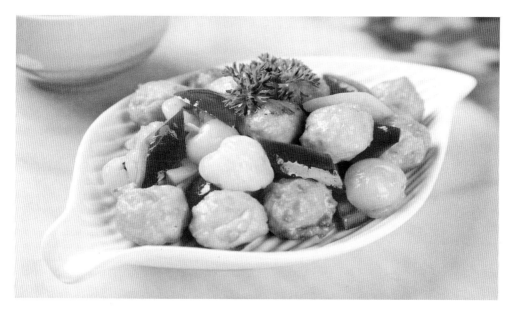

石榴

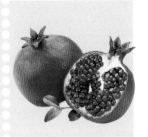

营养成分：维生素C、B族维生素、有机酸、糖类、蛋白质、脂肪以及钙、磷、钾等矿物质。

主要功能

石榴性温，味甘、酸、涩，入肺、肾、大肠经；有补肾精、强腰膝、生津止渴、涩肠止泻、杀虫止痢的功效，对肾虚患者有补益作用；此外，石榴中还含有花青素和石榴多酚两大抗氧化成分，能够缓解肌肤干燥、无光泽的症状。

食用建议

石榴中含有丰富的有机盐，因此吃完石榴一定要记得刷牙，避免有机盐腐蚀牙齿的珐琅质，导致龋齿的发生。石榴不可与西红柿、螃蟹、西瓜、土豆同食，否则会刺激肠胃，造成消化不良、腹痛等症。

石榴银耳莲子羹

🍃 口味：甜　烹饪方法：煮

石榴果肉.................... 120 克
银耳 .... 150 克
莲子 .... 80 克
白糖 .... 5 克
水淀粉 .... 10 毫升

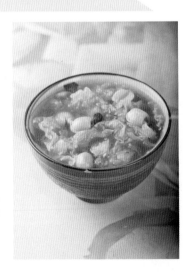

1. 将银耳切小块。
2. 取榨汁机，选择搅拌刀座组合，倒入石榴果肉、矿泉水。
3. 盖上盖，选择"榨汁"功能，榨取石榴汁，滤出，备用。
4. 砂锅中注水烧开，放莲子、银耳，烧开后用小火炖30分钟至其熟软，倒入石榴汁、白糖，煮至白糖溶化。
5. 淋入水淀粉，拌匀，关火后盛出，装入汤碗中即可。

石榴汁

口味：甜　烹饪方法：榨汁

指导

榨汁前，应将石榴皮剥干净，否则石榴皮的苦味，会影响口感；石榴的水分较多，注入的纯净水不宜太多，以免稀释了果汁的浓度。

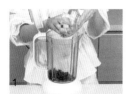
1

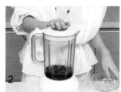
2

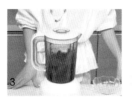
3

4

石榴果肉................... 150 克

1. 取榨汁机，选择搅拌刀座组合，倒入备好的石榴果肉。
2. 注入适量的纯净水，盖好盖子。
3. 选择"榨汁"功能，榨取果汁。

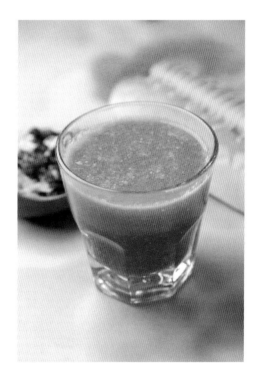

莲子

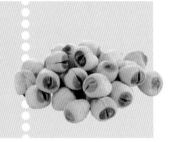

营养成分：蛋白质、脂肪、糖类及钙、磷、钾等矿物质元素。

主要功能

莲子有益肾涩精、补脾止泻、养心安神的功用，多食莲子对肾虚引起的心悸、失眠、体虚、遗精、白带过多、神志不清等症有食疗功效；莲子中含有的莲子碱有平抑性欲的作用，对男子遗精频繁或滑精者有良好的止遗涩精作用。

食用建议

莲子皮薄如纸，剥除很费时间，可先用清水将莲子冲洗一下，然后放入开水中，加入适量老碱，搅拌均匀后稍等片刻，再倒入淘米箩内，用力揉搓，即可很快去除莲子皮。怀孕妇女非临产之际，不可食用莲子。

瘦肉莲子汤

口味：鲜　烹饪方法：煮

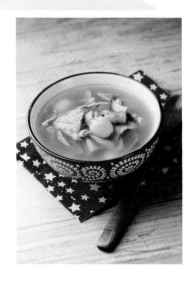

猪瘦肉	200 克
莲子	40 克
胡萝卜	50 克
党参	15 克
盐、鸡粉	各 2 克
胡椒粉	适量

1. 将洗净去皮的胡萝卜切成小块，洗好的猪瘦肉切成片，备用。
2. 砂锅中注水烧开，放入莲子、党参、胡萝卜块、猪瘦肉，烧开后转小火煮 30 分钟至其熟软。
3. 放入适量盐、鸡粉、胡椒粉，搅拌均匀至食材入味。
4. 关火后盛出煮好的汤料，装入碗中即可。

山药莲子米浆

🍃 口味：清淡　烹饪方法：榨汁

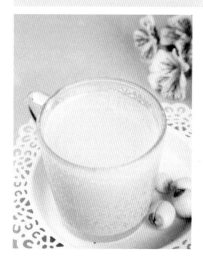

大米 .... 160 克
山药 .... 80 克
莲子 .... 55 克
白糖 .... 10 克

1. 将洗净去皮的山药切片，再切条形，改切成小块，装盘，备用。
2. 取豆浆机，倒入备好的山药块、莲子、大米。
3. 注入适量清水，加入少许白糖。
4. 盖上豆浆机机头，选择"五谷"程序，再选择"开始"键，开始打浆。
5. 待豆浆机运转约 15 分钟即成米浆。
6. 断电后取下豆浆机机头，倒出米浆，装入备好的杯中即可。

莲子葡萄干粥

🍃 口味：清淡　烹饪方法：煮

莲子、山药丁 .... 各 30 克
葡萄干 .... 10 克
大米 .... 130 克

1. 砂锅中注入适量清水，用大火烧热，倒入清洗干净的大米、莲子，用大火煮开后转小火续煮 40 分钟至食材熟软。
2. 倒入葡萄干、山药丁，拌匀，用小火续煮 10 分钟至食材熟透。
3. 关火后盛出煮好的粥，装入碗中，撒上少许葡萄干即可。

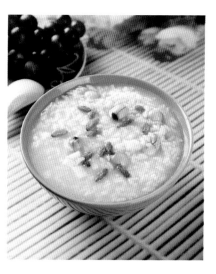

核桃

营养成分：蛋白质、脂肪、膳食纤维、钾、钠、钙、铁、磷等矿物质元素。

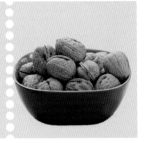

主要功能

核桃享有"长寿果""养生之宝"的美称，具有滋补肝肾、强健筋骨、补血养气、固摄填精、润燥通便、止咳平喘之功效，适用于肾虚引起的腰脚疼痛、阳痿、遗精、须发早白、小便频数、大便燥结等症，对虚寒咳嗽也有食疗作用。

食用建议

核桃仁是高油脂类的食物，所以一次不能食用过量，否则会导致消化不良，一般一次食用20～30克为宜。核桃壳非常硬，要完整地取出桃仁，可先将核桃放在蒸笼中蒸3～5分钟，然后再放入冷水中浸泡3分钟，取出轻轻敲打四周即可。

花生核桃糊

口味：清淡　烹饪方法：煮

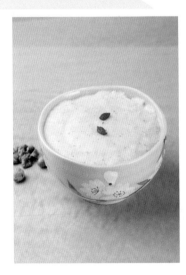

糯米粉 .... 90 克
核桃仁 .... 60 克
花生 .... 50 克

1. 取榨汁机，倒入花生、核桃仁，拧紧，通电后选择"干磨"功能，精磨至材料呈粉末状。
2. 断电后倒出，装入碗中，制成花生核桃粉。
3. 将糯米粉放入碗中，注入适量清水，调匀，制成生米糊，备用。
4. 砂锅中注水烧开，倒入花生核桃粉、生米糊，边倒边搅拌，至其溶于汁水中。
5. 转中火煮约2分钟，至材料呈糊状，关火后盛出煮好的花生核桃糊，装入碗中即可。

黑芝麻核桃粥

🌿 口味：甜　烹饪方法：煮

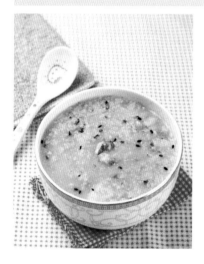

黑芝麻 .... 15 克
核桃仁 .... 30 克
糙米 .... 120 克
白糖 .... 6 克

1. 将处理好的核桃仁倒入木臼中，压碎，备用。
2. 汤锅中注水烧热，倒入洗净的糙米，拌匀，烧开后用小火煮 30 分钟至糙米熟软。
3. 倒入核桃仁，拌匀，用小火煮 10 分钟至食材熟烂。
4. 倒入黑芝麻、白糖，煮至白糖完全溶化，盛出即可。

黑米核桃浆

🌿 口味：清淡　烹饪方法：煮

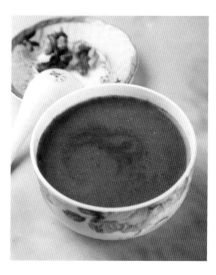

黑米 .... 100 克
核桃仁 .... 70 克
冰糖 .... 30 克

1. 取豆浆机，倒入洗净的黑米、核桃仁，放入少许冰糖，注入适量清水。
2. 盖上豆浆机机头，选择"五谷"程序，再选择"开始"键，开始打浆。
3. 待豆浆机运转约 45 分钟即成米浆。
4. 断电后取下豆浆机机头，倒出米浆。
5. 装入备好的汤碗中，待稍凉后即可饮用。

花生

营养成分：蛋白质、脂肪、碳水化合物、热量、钙、磷、铁、维生素B、维生素C、烟酸等。

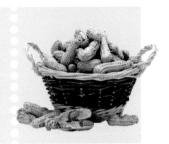

主要功能

肾虚主要表现在神疲乏力、精神不振、失眠、记忆力下降、内分泌系统紊乱、骨质疏松等方面；而花生是补肾养血、益智抗衰的佳品，可以促进人体的新陈代谢，维持生命活力，且其钙含量较高，对防治骨质疏松非常有益。

食用建议

花生宜煮熟食用，油炸和生食都不可取。因为生花生中含有的黄曲霉毒素是公认的致癌物，长期食用，易在肝脏中沉积，诱发肝癌；而炒制的花生，含热量过高，营养损失较大，多食对人体健康无益。

鸡肉花生汤饭

 口味：鲜　烹饪方法：煮

鸡肉 .... 50 克
软饭 .... 190 克
鸡汤 .... 200 毫升
花生粉 .... 35 克
盐 .... 2 克
上海青、秀珍菇、食用油各少许

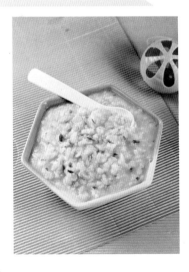

1. 把洗净的鸡肉切成肉丁，秀珍菇切成粒，洗净的上海青切成小块。
2. 用油起锅，倒入鸡肉丁，翻炒至其松散、变色，下入上海青、秀珍菇，速炒至食材断生。
3. 倒入备好的鸡汤，再加入盐，拌匀调味，略煮片刻，待汤汁沸腾后倒入备好的软饭。
4. 拌匀，用中火煮沸，撒上花生粉，续煮一会儿至其溶化，关火后盛出，装在碗中即成。

花生牛奶豆浆

🍃 口味：鲜　烹饪方法：煮

指导

榨取此豆浆时，应注意加水的量，不要太多，以免冲淡牛奶的鲜味；花生不要去除红衣，补血效果更好。

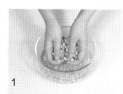 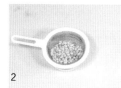 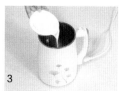 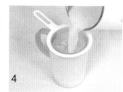

1　2　3　4

花生 .... 30 克
黄豆 .... 50 克
牛奶 .... 100 毫升

1. 将花生倒入碗中，再放入已浸泡 8 小时的黄豆，加入适量清水，用手搓洗干净。
2. 将洗好的材料倒入滤网，沥干水分。
3. 把洗好的黄豆、花生倒入豆浆机中，倒入牛奶、清水，至水位线即可，盖上豆浆机机头，选择"五谷"程序，再选择"开始"键，待豆浆机运转约 15 分钟即成豆浆。
4. 将豆浆机断电，取下豆浆机机头，把煮好的豆浆倒入滤网，倒入杯中，用汤匙捞去浮沫即可。

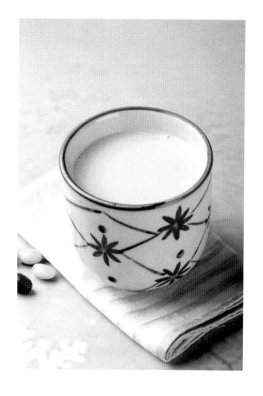

松子

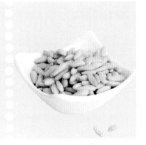

营养成分：亚油酸、亚麻油酸、维生素E、钙、铁、磷、钾、锰等。

主要功能

松子具有滋阴补肾、补益气血、润燥滑肠的功效，对病后体虚、肌肤失润、肺燥咳嗽、头昏目眩、自汗、心悸等症有改善作用；此外，松子对大脑及脑神经的发育有补益作用，能辅助治疗肾虚引起的早衰健忘、失眠等。

食用建议

松子油性大，过量食用会使体内脂肪含量增加，造成肥胖，因此每天食用量不宜超过30克；长期久存的松仁会有"哈喇"味，不宜食用。挑选松子时，要选颗粒饱满、大而均匀、色泽光亮、较为干燥的。

松仁丝瓜

🌿 口味：清淡　烹饪方法：炒

松仁	20克	鸡粉	2克
丝瓜块	90克	水淀粉	10毫升
胡萝卜片	30克	食用油	5毫升
盐	3克	姜末、蒜末	各少许

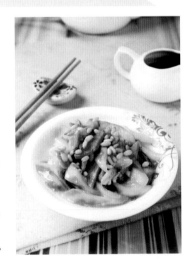

1. 砂锅中注水烧开，加入食用油、胡萝卜片，焯煮半分钟，放入丝瓜块，续焯片刻至断生后捞出全部食材。
2. 用油起锅，倒入松仁，滑油片刻，捞出，沥干油。
3. 锅底留油，放姜末、蒜末，爆香，倒入胡萝卜片、丝瓜块、盐、鸡粉，翻炒至入味。
4. 倒入水淀粉，炒匀，关火盛出，装入盘中，撒上松仁即可。

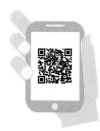

莲子松仁玉米

口味：鲜　烹饪方法：炒

松子滑油时，要控制好火候和时间，以免炸焦；食用松子不可过量，否则易蓄发热毒，且咳嗽痰多者、大便溏泻者不宜多食。

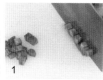

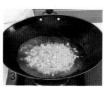
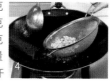
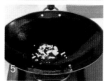
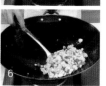

莲子 .... 150 克
玉米粒......................... 160 克
松子 .... 70 克
胡萝卜......................... 50 克
盐 .... 4 克
鸡粉 .... 2 克
水淀粉、食用油 .... 各适量
葱段、葱花、姜片、蒜末各少许

1. 将去皮洗净的胡萝卜切厚块，切成条，再切成丁。

2. 用牙签把莲子心挑去。

3. 开水锅中加入盐、胡萝卜丁、玉米粒、莲子，用大火煮至八成熟，捞出，备用。

4. 热锅注油，烧至三成热，放入松子，用小火滑油 1 分钟至熟，捞出，沥干油。

5. 用油起锅，放入姜片、蒜末、葱段、爆香，倒入玉米粒、胡萝卜丁、莲子，炒匀。

6. 放入盐、鸡粉、水淀粉，炒匀，将材料盛出装盘，撒上松子，再撒上葱花即可。

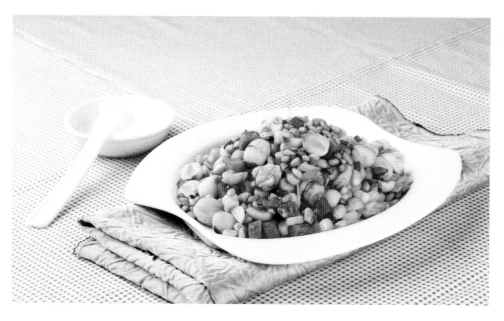

白果

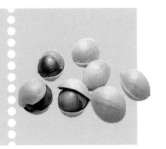

营养成分：蛋白质、糖类、维生素C、维生素B$_2$、钙、铁、镁、银杏酸、白果酚、多糖等成分。

主要功能

女性肾虚会引起宫冷不孕、白带清稀；男性肾虚则易导致尿频、尿等待、小便清长、遗精等症状。白果有收涩止带、除湿的作用，对白浊带下、小便频数、遗精等症有显著的食疗作用；白果还可滋阴养颜、抗衰老，使人面色红润。

食用建议

白果不可与阿司匹林或抗凝血状物同时服用，否则会延长凝血时间，造成出血不止。故手术后的病人、孕妇、生理期的妇女应避免食用白果。白果含有氢氰酸，生食具有毒性，必须煮熟或制成蜜饯食用，且一次不宜食用过量。

红枣白果绿豆汤

🍃 口味：甜　烹饪方法：煮

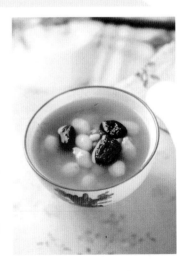

绿豆	150 克
白果	80 克
红枣	15 克
冰糖	10 克

1. 砂锅中注入适量清水，大火烧开，倒入洗净的白果、红枣、绿豆，用大火煮开后转小火煮 30 分钟至食材熟软。
2. 加入适量冰糖，搅拌匀，略煮一会儿至冰糖完全溶化。
3. 关火后将煮好的红枣白果绿豆汤盛出，装入备好的碗中即可。

白果蒸鸡蛋

口味：鲜　烹饪方法：蒸

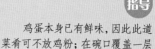

鸡蛋本身已有鲜味，因此此道菜肴可不放鸡粉；在碗口覆盖一层保鲜膜后再放入蒸锅蒸煮，可防止水蒸气落入碗中，影响口感。

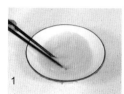
1

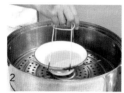
2

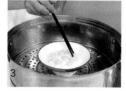
3

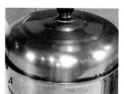
4

鸡蛋 .... 2 个
白果 .... 10 克
盐 .... 1 克

1. 取一个碗，打入鸡蛋，加入盐，注入温开水，搅散，备用。

2. 蒸锅注水烧开，放入调好的蛋液，盖上盖，用小火蒸 10 分钟。

3. 揭盖，放入洗好的白果。

4. 盖上盖，再蒸 5 分钟至熟，揭盖，取出蒸好的蛋羹即可。

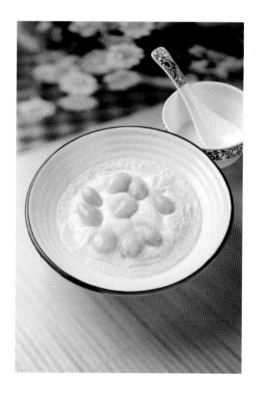

黑芝麻

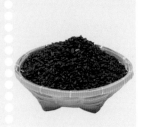

营养成分：脂肪、蛋白质、维生素B₁、维生素B₂、维生素E、卵磷脂、钙、铁、镁、亚油酸等。

主要功能

黑芝麻具有益肾、补肝、润肠、通乳、养发、强身体、抗衰老等功效，对于肝肾不足所致的视物不清、腰酸腿软、耳鸣耳聋、发枯发落、眩晕、眼花、尿血、精液不足、头发早白等症食疗效果显著，是肾虚者的食疗佳品。

食用建议

优良的黑芝麻色泽鲜亮、纯净，颗粒大而饱满，干燥，无杂质；表面潮湿油腻并有腐油味的，是劣质黑芝麻。黑芝麻和海带是最好的搭档，一同烹食能促进血液循环、净化血液、降低胆固醇。

芝麻核桃面皮

🌿 口味：清淡　烹饪方法：煮

黑芝麻 ....5 克	胡萝卜 ....45 克
核桃 ....20 克	盐 ....2 克
面皮 ....100 克	生抽、食用油各 2 毫升

1. 胡萝卜切丝；面皮切小片。
2. 烧热炒锅，倒入核桃、黑芝麻，炒香，盛出。
3. 取榨汁机，选搅拌刀座组合，把核桃、黑芝麻倒入杯中，将其磨成粉末。
4. 锅中注水，倒入胡萝卜丝，烧开后用小火煮5分钟至其熟透，捞出。
5. 放盐、生抽、食用油、面皮，煮3分钟至熟透，盛出，撒上核桃黑芝麻粉即可。

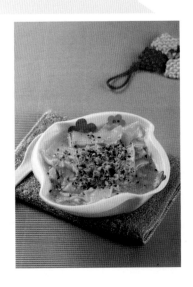

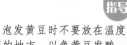

芝麻蜂蜜豆浆

🌿 口味：甜　烹饪方法：煮

指导

　　泡发黄豆时不要放在温度较高的地方，以免黄豆发酸、生芽；黑芝麻可提前炒熟后再打浆，这样豆浆会更爽口。

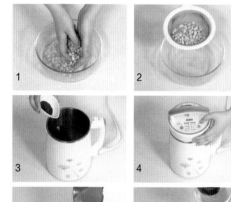

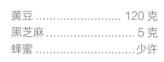

黄豆 .... 120 克
黑芝麻 .... 5 克
蜂蜜 ....少许

1. 将已浸泡 8 小时的黄豆倒入碗中，注入适量清水，用手搓洗干净。
2. 把洗好的黄豆倒入滤网，沥干水分。
3. 将黄豆、黑芝麻倒入豆浆机中，注入适量清水，至水位线即可。
4. 盖上豆浆机机头，选择"五谷"程序，再选择"开始"键，开始打浆。
5. 待豆浆机运转约 15 分钟即成豆浆，取下豆浆机机头，把煮好的豆浆倒入滤网，滤取豆浆。
6. 将滤好的豆浆倒入碗中，加入蜂蜜，搅拌均匀即可。

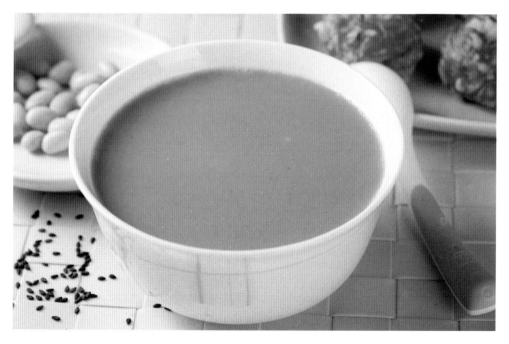

桂圆

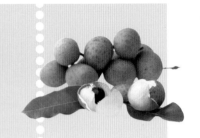

营养成分：蛋白质、脂肪、糖类、粗纤维、钙、磷、维生素C、维生素K、烟酸等。

主要功能

中医认为，桂圆有滋阴补肾、补中益气、养心润肺的作用，对失眠心悸、气血不足、虚劳羸弱、疲乏无力、产后水肿等症有较好的滋补作用。现在多用于辅助治疗肝肾亏虚所致的血虚失眠、心慌等更年期综合征。

食用建议

桂圆属于湿热食物，多食易滞气。所以，有上火发炎症状，内有痰火或阴虚火旺以及温滞停饮者，女性盆腔炎、尿道炎、月经过多者不宜食用；此外，风寒感冒、消化不良之时不宜食用。

山楂桂圆红枣茶

🍃 口味：甜　烹饪方法：煮

山楂	100 克
红枣	30 克
桂圆肉	20 克
枸杞	8 克
白糖	20 克

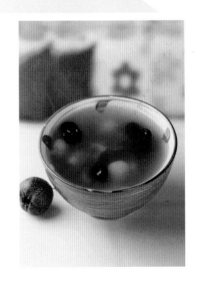

1. 洗净的山楂切开，去核，再切小块，备用。
2. 砂锅中注入适量清水烧开，倒入备好的红枣、桂圆肉、枸杞、山楂。
3. 盖上盖，烧开后用小火煮约20分钟，至其熟透，揭盖，放入白糖。
4. 拌匀，煮至白糖溶化，盛出煮好的汤料，装入碗中即可。

桂圆麦片粥

🍃 口味：清淡　烹饪方法：煮

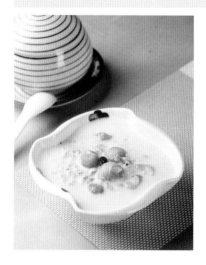

燕麦片 .... 90 克
桂圆肉 .... 45 克
牛奶 .... 200 毫升

1. 砂锅中注入适量清水，用大火烧开，倒入备好的燕麦片，放入洗好的桂圆肉。
2. 盖上锅盖，用小火煮约 30 分钟，至食材熟透。
3. 揭开锅盖，倒入牛奶，搅拌均匀，煮沸。
4. 关火后盛出煮好的桂圆麦片粥，装入碗中，即可食用。

桂圆炒鸡蛋

🍃 口味：鲜　烹饪方法：炒

鸡蛋 .... 3 个
鲜桂圆肉 .... 60 克
枸杞 .... 10 克
盐、鸡粉 .... 各 2 克
葱花 ....少许
水淀粉、食用油 ....各适量

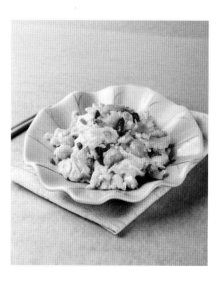

1. 鸡蛋打入备好的碗中，加入少许盐、鸡粉、水淀粉，打散、调匀。
2. 用油起锅，倒入调好的蛋液，炒至成形。
3. 放入洗净的鲜桂圆肉，炒匀，加入备好的枸杞，炒至入味。
4. 关火后将食材装入盘中，撒上葱花即可。

鹌鹑蛋

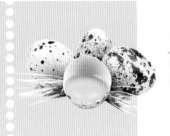

营养成分：蛋白质、脑磷脂、卵磷脂、赖氨酸、胱氨酸、B族维生素、铁、磷、钙等。

主要功能

鹌鹑蛋有"卵中佳品""动物中的人参"之称，有益气补肾、滋阴益血、除风湿、强筋壮骨的功效；对肾虚所致贫血、月经不调的女性，其调补、养颜、美肤功用显著；此外，鹌鹑蛋还适用于气虚乏力、肾虚腰酸、遗精、头晕眼花、心悸失眠等症。

食用建议

优质的鹌鹑蛋色泽鲜艳，壳比较硬，不易碎，放在耳边摇一摇，没有声音，打开蛋黄呈深黄色，蛋清透明且黏稠。此外，鹌鹑蛋含磷脂较高，孕妈妈及儿童可以适当多食，有助于大脑发育。

鹌鹑蛋龙须面

口味：鲜　烹饪方法：煮

龙须面 .... 120 克
熟鹌鹑蛋 .... 75 克
海米 .... 10 克
生菜叶 .... 30 克
盐 .... 2 克
食用油 .... 适量

1. 清洗干净的生菜叶先切段，再切碎，备用。
2. 砂锅中注入适量清水烧开，淋入少许食用油，撒上备好的海米，略煮片刻。
3. 放入折断的龙须面，搅拌均匀，煮至熟软。
4. 盖上盖，用中火煮约3分钟，至食材熟透。
5. 揭盖，加入少许盐，倒入熟鹌鹑蛋，搅拌均匀，煮至汤汁沸腾。
6. 放入生菜末，拌煮至断生，盛出即可。

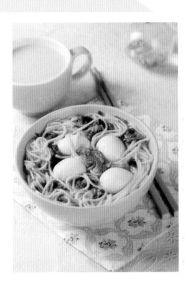

蒸鱼蓉鹌鹑蛋

🌿 口味：鲜　烹饪方法：蒸

指导

剥鹌鹑蛋壳时，要注意保持鹌鹑蛋的完整，这样成品的样式才美观。将煮熟的鹌鹑蛋浸泡在凉水中，更易去除蛋壳。

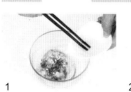

1

2

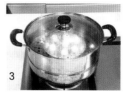

3

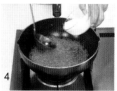

4

熟鹌鹑蛋	300 克
鱼蓉	150 克
蛋清	25 克
盐	3 克
料酒	5 毫升
水淀粉	4 毫升
葱花、姜末	各少许
白胡椒粉、鸡粉	各适量

1. 取一个碗，倒入鱼蓉、姜末、葱花、蛋清，加入盐、白胡椒粉、水淀粉，搅拌匀。
2. 取一个蒸盘，将鱼蓉抓成多个团状，摆放在盘底，放上熟鹌鹑蛋，备用。
3. 蒸锅上火烧开，放入蒸盘，中火蒸 10 分钟至熟，将蒸盘取出。
4. 锅中注入少许清水，加入盐、鸡粉、白胡椒粉，淋入少许料酒，搅匀煮开，倒入少许水淀粉，搅匀调成芡汁，将芡汁浇入盘内即可。

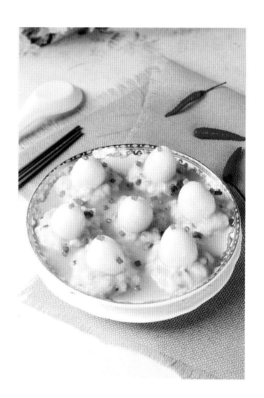

猪瘦肉

营养成分：蛋白质、脂肪、糖类、磷、钙、铁、维生素 B_1、维生素 B_2、烟酸等成分。

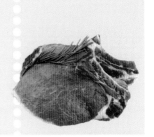

主要功能

　　猪瘦肉中含有人体所需的各种营养成分，有补肾养血、滋阴润燥、益气消肿等功效，对肾虚体弱、热病伤津、消渴羸瘦、产后血虚、燥咳、便秘等症状有食疗功效。猪瘦肉是日常最常见的滋补品，肾虚患者适当补充，有助于强身健体。

食用建议

　　食用猪瘦肉后忌过量饮茶，尤其是浓茶，否则会造成便秘，而且还会增加有毒物质和致癌物质在体内的吸收率。不宜食用烧煮过度的猪肉；因为猪肉在 200 ～ 3000℃的温度下，肉类食物中的氨基酸、糖和无害化合物会形成芳香族氯基物，有致癌性。

西芹炒肉丝

🌿 口味：鲜　烹饪方法：炒

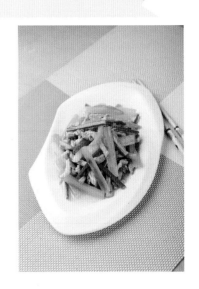

猪肉	240 克	水淀粉	9 毫升
西芹	90 克	料酒	3 毫升
彩椒	20 克	胡萝卜片	少许
盐	3 克	食用油	适量
鸡粉	2 克		

1. 胡萝卜片切条；彩椒、猪肉切丝；去皮西芹切粗条。
2. 猪肉丝中加盐、料酒、水淀粉、食用油，腌渍 10 分钟。
3. 锅中注水烧开，加食用油、盐、胡萝卜条、西芹条，大火煮沸，再倒入彩椒丝，煮至断生，捞出。
4. 用油起锅，倒入猪肉丝、焯过的食材、盐、鸡粉、水淀粉，炒匀，盛出，装盘即可。

肉末蒸蛋

口味：鲜　烹饪方法：蒸

蒸蛋时，为确保碗中心底部的蛋液凝固得与蛋面上差不多，可用小竹筷插入碗中心的蛋里查看，既方便又不会破坏蒸蛋的外形。

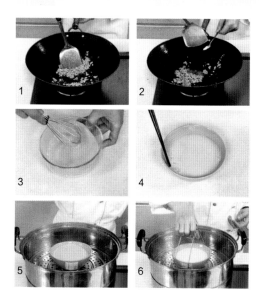

鸡蛋 .... 3 个
肉末 .... 90 克
生抽 .... 2 毫升
姜末、葱花 .... 各少许
盐、鸡粉、料酒 .... 各 2 克
食用油 .... 适量

1. 用油起锅，倒入姜末、肉末，炒至变色，加入生抽，炒匀，淋入料酒，炒匀。
2. 加入鸡粉、盐，炒匀调味，盛出。
3. 取一碗，打入鸡蛋，加盐、鸡粉，打散调匀，分次注入少许温开水，调成蛋液。
4. 取蒸碗，倒入蛋液，撇去浮沫，备用。
5. 蒸锅上火烧开，放入蒸碗，用中火蒸约10 分钟至熟。
6. 待蒸汽散去，取出蒸碗，撒上炒好的肉末，点缀上葱花即可。

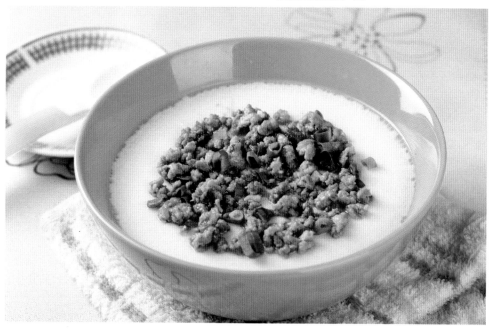

猪蹄

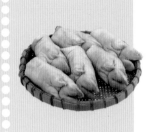

营养成分：蛋白质、脂肪、糖类、钙、磷、镁、铁以及维生素A、胶原蛋白等。

主要功能

《随息居饮食谱》中这样评价猪蹄："填肾精而健腰脚，滋胃液以滑皮肤，长肌肉可愈漏疡。"这充分说明猪蹄对肾虚所致的腰膝酸软、皮肤暗沉老化有很好的补益作用。而且，猪蹄还有"骨骼中的骨骼"之称，对预防骨质疏松也大有益处。

食用建议

猪蹄上的毛多，不易剔除，可以先将猪蹄洗净，用开水煮到皮发胀，取出后用指钳将毛拔除，省力省时。由于猪蹄中的胆固醇和脂肪含量较高，因此胃肠消化功能较弱的老人一次不能食用过多。

橙香酱猪蹄

🍃 口味：咸　烹饪方法：煮

猪蹄块	350 克
冰糖	25 克
黄豆酱	30 克
盐	2 克
鸡粉	3 克
料酒、生抽、老抽、食用油	各适量
八角、桂皮、花椒、姜片、橙皮丝、葱段各少许	

1. 锅中注水烧开，倒入猪蹄块，氽煮片刻，捞出。
2. 用油起锅，倒入八角、桂皮、花椒、姜片、葱段，炒匀。
3. 倒入冰糖、猪蹄块、料酒、生抽、清水、黄豆酱、盐、老抽，大火烧开后转小火煮约 60 分钟。
4. 倒入橙皮丝、鸡粉，大火炒至收汁，盛出即可。

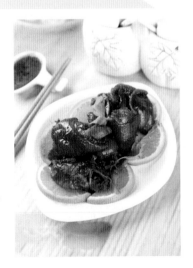

板栗桂圆炖猪蹄

🌿 口味：鲜　烹饪方法：炖

猪蹄可以先在烧热的锅中来回擦拭几次，这样能去除猪蹄表面细小的猪毛。烹制本品一定要控制好火候，尽量将猪蹄煮得熟软些。

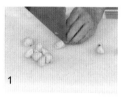
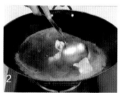
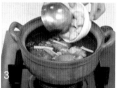
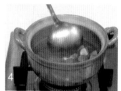

猪蹄块 .... 600 克
板栗肉 .... 70 克
桂圆肉 .... 20 克
盐 .... 2 克
料酒 .... 7 毫升
核桃仁、葱段、姜片 .... 各少许

1. 洗好的板栗肉对半切开。
2. 开水锅中，倒入猪蹄块、料酒，拌匀，略煮一会儿，汆去血水，将猪蹄块捞出，装入盘中，备用。
3. 砂锅中注入适量清水烧热，倒入姜片、葱段、核桃仁、猪蹄块、板栗肉、桂圆肉。
4. 加入料酒，拌匀，用大火煮开后转小火炖1 小时至食材熟软，加入盐，拌匀至食材入味，关火后盛出炖好的菜肴，装入碗中即可。

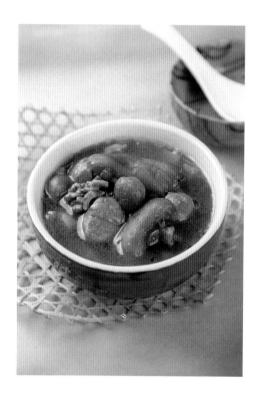

猪腰

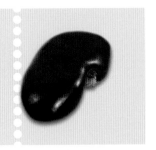

营养成分：蛋白质、脂肪、糖类、维生素A、B族维生素、维生素C、钙、磷、铁等。

主要功能

猪腰即猪肾，其味甘咸，性平，有健肾补腰、和肾理气、固精、利水的功效，主治肾虚腰痛、遗精盗汗、产后虚羸、身面水肿、耳聋、小便不利等症，适宜肾虚引起的腰酸、腰痛、遗精、盗汗者食用。另外，猪腰对老年人肾虚、耳聋、耳鸣也有食疗作用。

食用建议

挑选猪腰首先看表面有无出血点，有则不正常。其次看形体是否比一般猪腰大和厚，如果是又大又厚，应仔细检查是否有肾红肿。猪腰胆固醇含量较高，血脂偏高者、高胆固醇者都应禁食。

黄花菜枸杞猪腰

🍃 口味：鲜　烹饪方法：炒

黄花菜	150克	盐、鸡粉	各2克
猪腰	200克	水淀粉	5毫升
枸杞	10克	姜片	少许
料酒	8毫升	食用油	适量
生抽	4毫升		

1. 黄花菜切去花蒂；猪腰切成小块。
2. 开水锅中，放入黄花菜，煮至断生，捞出，猪腰块倒入沸水锅中，氽至变色，捞出。
3. 用油起锅，放入姜片、猪腰块，略炒，淋入料酒，炒香。
4. 加入生抽、黄花菜，续炒，注入清水、盐、鸡粉、水淀粉，炒匀。
5. 放入枸杞，炒匀，关火后盛出，装入盘中即可。

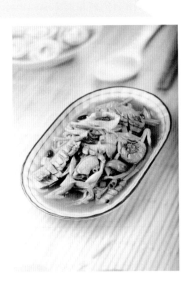

杜仲核桃炖猪腰

🌿 口味：鲜　烹饪方法：炖

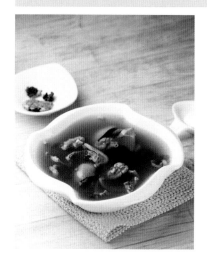

猪腰 ....300 克　　盐、鸡粉 ....各 2 克
杜仲 ....15 克　　胡椒粉 ....1 克
核桃仁 ....25 克　　姜片、葱花、料酒各少许

1. 猪腰对半切开，切成片，锅中注水烧热，淋料酒，放入猪腰，搅拌匀，汆去血水，捞出，装入盘中，备用。
2. 砂锅中注水烧开，放入猪腰、杜仲、核桃仁、姜片、料酒，搅拌匀。
3. 盖上盖，烧开后用小火炖煮 30 分钟至食材熟透。
4. 揭开盖，加入少许盐、鸡粉、胡椒粉。
5. 搅拌均匀，撇去浮沫，关火后盛出煮好的汤料，盛入碗中，放入葱花即可。

冬瓜荷叶薏米猪腰汤

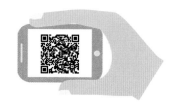

🌿 口味：鲜　烹饪方法：煮

冬瓜 ....300 克　　姜片 ....25 克
猪腰 ....300 克　　盐、鸡粉 ....各 2 克
香菇 ....40 克　　料酒 .... 10 毫升
薏米 ....75 克　　葱花 ....少许
荷叶 ....9 克

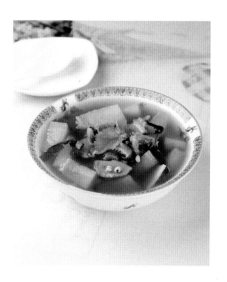

1. 香菇、去皮和瓤的冬瓜，切成小块；处理好的猪腰切掉筋膜，改切成片。
2. 开水锅中，倒入猪腰片，搅拌均匀，汆去血水，捞出，备用。
3. 砂锅中注水烧开，放入荷叶、薏米、姜片、香菇块、猪腰片，加入冬瓜块，拌匀。
4. 淋入适量料酒，烧开后用小火煮 30 分钟，加入盐、鸡粉，搅拌匀，略煮至食材入味。
5. 盛出煮好的汤料，装入碗中，撒上葱花即可。

牛肉

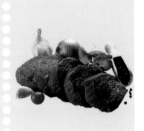

营养成分：蛋白质、脂肪、维生素、钙、磷、铁等。

主要功能

牛肉具有益气血、强筋骨、补脾胃、除湿气、消水肿的作用，不仅为高蛋白食物，氨基酸的种类也十分齐全，且其中所含的肌氨酸比任何食物都要高，故特别适宜因肾虚所致的腰膝酸软、不耐疲劳、水肿患者食用。

食用建议

新鲜牛肉有光泽、颜色均匀、脂肪洁白或淡黄；外表微干或有风干膜，不黏手、弹性好。如不慎买到老牛肉，冷藏一两天，肉质可稍变嫩。在烹饪时放一个山楂、一块橘皮或一点茶叶，可以使其更易煮烂。

西蓝花炒牛肉

口味：鲜　烹饪方法：炒

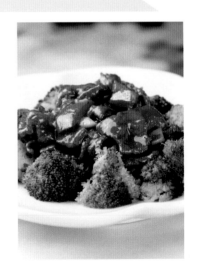

西蓝花............300 克	蚝油..................10 克
牛肉...............200 克	生抽、料酒... 各 10 毫升
彩椒...............40 克	食粉、食用油.....各适量
盐、鸡粉........各 4 克	姜片、葱段、蒜末各少许
水淀粉...............9 克	

1. 西蓝花、彩椒切小块；牛肉切片后放生抽、盐、鸡粉、食粉、水淀粉、食用油，腌渍 10 分钟。
2. 开水锅中，放入食用油、西蓝花，煮 1 分钟，捞出。
3. 用油起锅，放入姜片、蒜末、葱段、彩椒块、牛肉片、料酒，炒匀。
4. 加入生抽、蚝油、鸡粉、盐、水淀粉，快炒，盛出。

牛肉菠菜碎面

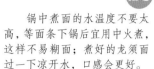

口味：鲜　烹饪方法：煮

锅中煮面的水温度不要太高，等面条下锅后宜用中火煮，这样不易糊面；煮好的龙须面过一下凉开水，口感会更好。

龙须面 .... 100 克
菠菜 .... 15 克
牛肉 .... 35 克
清鸡汤 .... 200 毫升
盐 .... 2 克
生抽、料酒............ 各 5 毫升
食用油 ....适量

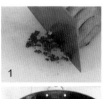
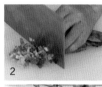
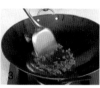
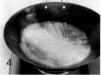
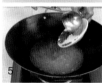
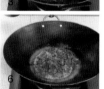

1. 牛肉切薄片，再切细丝，改切成末。
2. 洗净的菠菜切成碎末，备用。
3. 热锅注油，放入牛肉末、料酒、盐，炒匀调味，盛出，装入盘中，备用。
4. 开水锅中，倒入龙须面，煮 3 分钟至其熟软，捞出，沥干水分，装入碗中。
5. 锅中倒入清鸡汤、牛肉末，加入少许盐，搅拌至入味。
6. 淋入生抽，搅匀，倒入菠菜末，煮至熟软，关火后将煮好的汤料盛入面中即可。

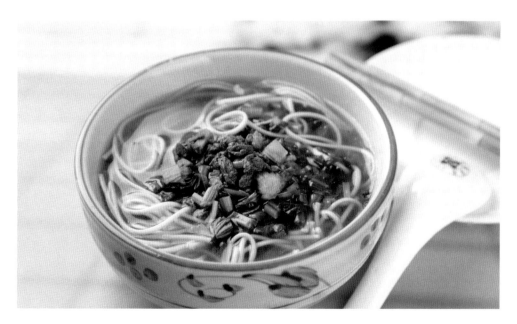

羊肉

营养成分：蛋白质、脂肪、磷、铁、钙、维生素 B_1、维生素 B_2、烟酸、胆甾醇等成分。

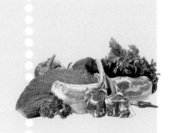

主要功能

羊肉性热，味甘，历来被用作补阳佳品，具有温中补虚、温经补血、温肾壮阳的功效。羊肉还有助元阳、补精血、疗肺虚、益劳损之效，是一种优良的温补强壮食物，对于治疗肾阳虚所致的腰膝酸软、阳痿及虚寒病症均大有裨益。

食用建议

羊肉性热，凡外感邪热或内有宿热者，感冒发热、高血压、肝病、急性肠炎和其他感染病者忌食；羊肉不宜同荞麦、豆酱、醋同食，否则易引发宿疾。羊肉炒制时放些葱、姜、孜然等调料可去膻味。

山药羊肉汤

🍃 口味：鲜　烹饪方法：炖

羊肉 .... 300 克
山药块 .... 250 克
葱段、姜片 ....各少许

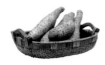

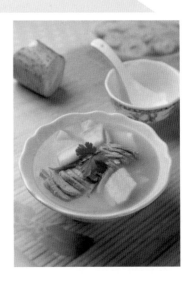

1. 开水锅中，倒入洗净的羊肉，搅拌均匀，煮约2分钟，捞出，过一下冷水，装盘备用。
2. 开水锅中，倒入山药块、葱段、姜片、羊肉，搅匀，用大火烧开后转至小火炖煮约40分钟。
3. 捞出煮好的羊肉，切成块，装入碗中，浇上锅中煮好的汤水即可。

生姜羊肉粥

口味：鲜　烹饪方法：煮

指导

将白萝卜戳上几个洞，放入冷水中和羊肉同煮，滚开后将羊肉与萝卜分别捞出，再将羊肉单独烹调，即可去除膻味。

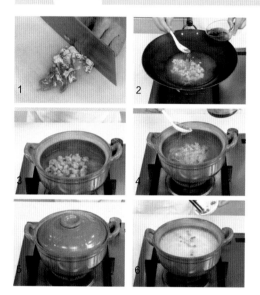

大米 .... 100 克
羊肉 .... 70 克
盐、鸡粉 .... 各 2 克
料酒 .... 10 毫升
姜丝、葱花 .... 各少许

1. 将洗净的羊肉切条，改切成小块。

2. 锅中注水烧热，倒入羊肉块、料酒，用大火略煮，汆去血水，捞出，沥干水分。

3. 砂锅中注入适量清水烧热，倒入汆过水的羊肉块，撒上姜丝，再淋上少许料酒。

4. 盖上盖，烧开后用小火煮约 20 分钟，揭盖，倒入洗净的大米，搅拌均匀。

5. 用小火续煮约 30 分钟至食材熟透，加入少许盐、鸡粉，拌匀调味。

6. 撒上葱花，拌匀，略煮至其散出香味，关火后盛出煮好的粥，装入碗中即可。

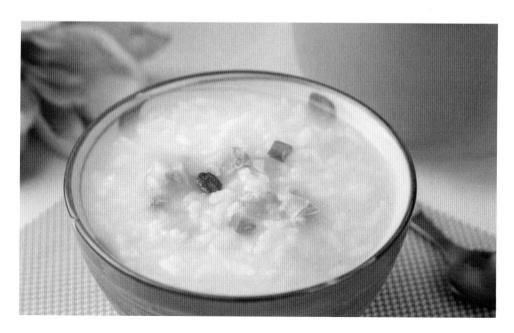

乌鸡

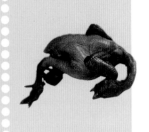

营养成分: 氨基酸、铁、磷、钙、锌、镁、维生素B₁、烟酸、维生素E等。

主要功能

乌鸡被人们称为"黑了心的宝贝", 营养价值极高。中医认为, 乌鸡具有补肝益肾、益气补血、滋阴清热、健脾止泻的功效, 对肾虚所致的妇女崩中, 各种虚损病症都有极好的作用; 且乌鸡还是补血佳品, 对女性气血恢复十分有益。

食用建议

乌鸡连骨(砸碎)熬汤滋补效果最佳。注意炖煮的时候, 不要用高压锅, 应使用砂锅小火慢炖, 最能有效保存其中的营养素。此外, 新鲜乌鸡的鸡嘴干燥, 口腔黏液呈灰白色, 鸡肉富有光泽, 洁净没有异味。

黑豆乌鸡汤

🍃 口味: 鲜　烹饪方法: 炖

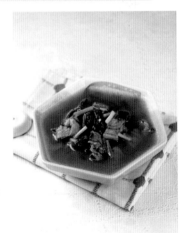

乌鸡肉 .... 250 克
黑豆 .... 70 克
盐、鸡粉 .... 各 3 克
料酒 .... 4 毫升
姜片、葱段 .... 各少许

1. 将洗净的乌鸡肉切成小块。
2. 开水锅中, 倒入乌鸡肉块, 搅匀, 煮1分钟, 汆去血水, 捞出, 装盘待用。
3. 砂锅中注水, 倒入洗好的黑豆, 用大火烧开, 放入乌鸡肉、姜片, 加适量料酒。
4. 烧开后用小火炖 30 分钟至鸡肉熟透, 放入盐、鸡粉, 拌匀调味, 盛出, 装入碗中, 放上葱段即可。

四物乌鸡汤

🍃 口味：鲜　烹饪方法：煮

指导

药材搭配食材烹制膳食时，可先将药材放入药袋中再煮，这样能使汤中杂质减少；炖煮乌鸡时，最好用小火慢炖，这样能很好地保存营养。

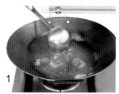 1
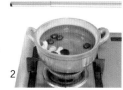 2
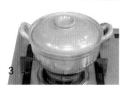 3
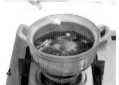 4

乌鸡肉 ....200 克
红枣 ....8 克
盐、鸡粉 ....各 2 克
料酒 ....少许
熟地、当归、白芍、川芎各 5 克

1. 沸水锅中倒入斩好的乌鸡肉，淋入料酒，略煮一会儿，汆去血水，撇去浮沫，捞出，装盘待用。
2. 砂锅中注入适量清水，倒入熟地、当归、白芍、川芎、红枣，放入汆过水的乌鸡肉，拌匀。
3. 盖上盖，用大火煮开后转小火续煮 1 小时至食材熟透。
4. 揭盖，加入盐、鸡粉，拌匀，关火后盛出煮好的汤料，装入碗中即可。

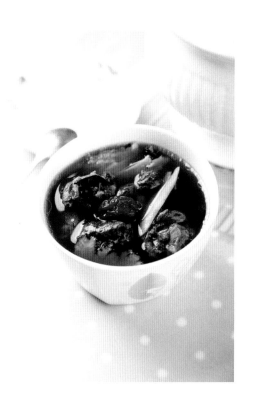

鸭肉

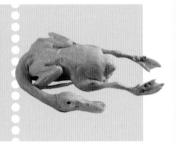

营养成分：蛋白质、B族维生素、维生素E以及铁、铜、锌等微量元素。

主要功能

鸭肉性寒，味甘，归脾、胃、肺、肾经，可改善阴虚内热的症状，具有大补虚劳、利水消肿、清虚劳之热、滋养五脏之功效，对阴虚阳亢之头晕头痛、水肿、小便不利及盗汗、遗精、妇女月经少、咽干口渴等有辅助食疗作用。

食用建议

购买鸭肉时，辨别其是否为注水鸭，可以用手拍拍，如果听到"波波"的声音，则为注水鸭；仔细观察，如果发现皮上有红色针点，周围呈乌黑色，同样表明注过水。鸭肉性凉，感冒患者、阳虚脾弱、经常腹泻者不宜食用。

黄豆马蹄鸭肉汤

🍃 口味：鲜　烹饪方法：炖

鸭块 .... 500 克
马蹄 .... 110 克
黄豆 .... 120 克
姜片 .... 20 克
料酒 .... 20 毫升
盐、鸡粉 .... 各 2 克

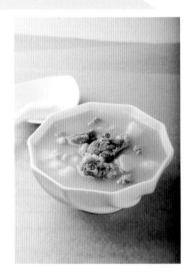

1. 洗净去皮的马蹄切成小块。
2. 开水锅中，放入鸭块、料酒，搅拌匀，煮至沸，氽去血水，捞出，沥干水分，备用。
3. 砂锅中注水烧开，倒入黄豆、马蹄块、鸭块，放入姜片，淋入适量料酒。
4. 烧开后用小火炖 40 分钟，至食材熟透，加入盐、鸡粉，调味，关火后盛出，装入碗中即可。

石斛麦冬煲鸭汤

🍃 口味：鲜　烹饪方法：炖

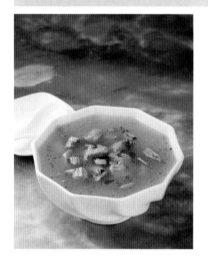

鸭肉块............400 克	料酒...............10 毫升
石斛...............20 克	鸡粉、盐...........各 2 克
麦冬...............15 克	姜片、葱花、胡椒粉各少许

1. 锅中注入适量清水烧开，放入洗净的鸭肉块，搅散，煮至水沸，汆去血水，捞出汆煮好的鸭肉块，沥干水分，备用。
2. 砂锅中注水烧开，放姜片、石斛、麦冬、鸭肉块、料酒，烧开后用小火炖 1 小时至熟透。
3. 揭开盖，放入少许鸡粉、盐、胡椒粉，略煮片刻，至食材入味。
4. 关火后盛出煮好的汤料，装入碗中，撒上葱花即可。

滑炒鸭丝

🍃 口味：鲜　烹饪方法：炒

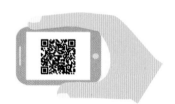

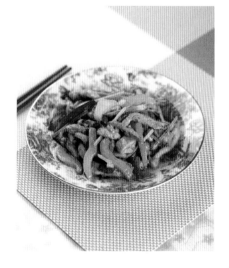

鸭肉...............160 克	鸡粉................1 克
彩椒...............60 克	水淀粉、食用油各适量
盐.................3 克	香菜梗、姜末、蒜末、
生抽、料酒....各 4 毫升	葱段..............各少许

1. 将洗净的彩椒切成条；洗好的香菜梗切段。
2. 将鸭肉切成丝，倒入生抽、料酒、盐、鸡粉、水淀粉、食用油，腌渍 10 分钟至入味。
3. 用油起锅，下入蒜末、姜末、葱段，爆香，放入鸭肉丝，加入适量料酒，炒香。
4. 再倒入生抽、彩椒条、盐、鸡粉、水淀粉、香菜梗段，炒匀，将炒好的菜盛出，装入盘中即可。

鹌鹑

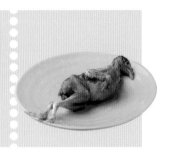

营养成分：蛋白质、脂肪、无机盐、卵磷脂、氨基酸等营养物质。

主要功能

鹌鹑可与补药之王——人参相媲美，被誉为"动物人参"，可见其营养价值之高。中医认为，鹌鹑性平，味甘，可以补五脏、益精血、温肾助阳，具有补身健体的作用；对于贫血、营养不良、神经衰弱有改善作用，对水肿、排尿异常有消肿利水的作用。

食用建议

鲜嫩的鹌鹑肉有皮肉光滑、嘴柔软的特点；老鹌鹑肉则皮起皱、嘴坚硬，品质较差。鹌鹑在烹制过程中注意不要让鹌鹑肉发干，烹煮 20 ~ 25 分钟即可。此外，鹌鹑肉不宜与猪肉、猪肝、蘑菇、木耳同食。

金银花炖鹌鹑

🍃 口味：鲜　烹饪方法：炖

金银花	10 克
鹌鹑	200 克
料酒	20 毫升
盐	3 克
鸡粉	2 克
姜片、葱段	各少许

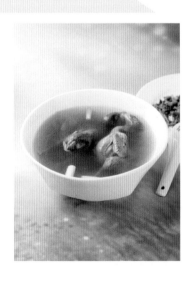

1. 开水锅中，放入鹌鹑、料酒，煮沸，汆去血水，捞出，沥干水分。
2. 砂锅中注水，放入塞有金银花的鹌鹑、姜片、葱段、料酒，烧开后用小火炖 40 分钟，至食材熟透。
3. 揭开盖，加入盐、鸡粉，拌匀调味，把鹌鹑盛出，装入盘中。
4. 取出鹌鹑腹内的金银花，把鹌鹑装入碗中，盛入汤汁即可。

茸杞红枣鹌鹑汤

🌿 口味：鲜　烹饪方法：煮

指导

烹制此道膳食前，可先将切好的鹌鹑肉放入盆中加入5%的盐水，浸泡4小时左右，然后再焯一下水，就可以减少腥味。

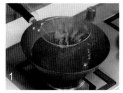

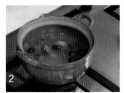

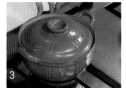

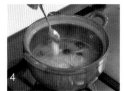

鹌鹑	250 克
鹿茸	15 克
红枣	30 克
盐	2 克
枸杞、姜片	各少许
高汤	适量

1. 开水锅中放入处理好的鹌鹑，搅拌片刻，汆去血水，捞出，过一下凉水，备用。

2. 砂锅中倒入适量高汤，放入汆过水的鹌鹑，再放入备好的红枣、鹿茸、姜片、枸杞，稍微搅拌一会儿。

3. 盖上锅盖，用大火煮 15 分钟，转中火煮约 3 小时至食材熟软。

4. 揭开锅盖，加入少许盐，搅拌均匀至食材入味，盛出煮好的汤料，装入碗中，待稍微放凉即可食用。

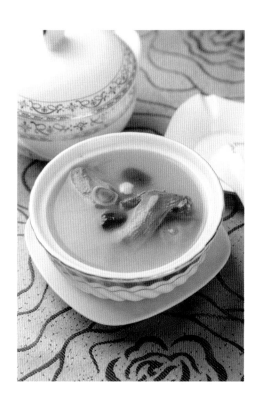

鲤鱼

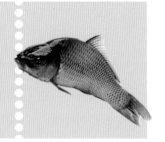

营养成分：蛋白质、脂肪、维生素、组织蛋白酶、钙、铁、磷、谷氨酸、甘氨酸、组氨酸等。

主要功能

鲤鱼性平，味甘，入脾、肾、肺经，有利水消肿、补脾健胃、清热解毒、止咳下气等功效，适合营养不良性水肿、肾虚水肿、妊娠水肿、少尿之人食用。此外，鲤鱼还对脾胃虚弱引起的饮食减少、食欲不振等有改善作用。

食用建议

鲤鱼属于发物，有发动病气之弊，患有肝结核、红斑性狼疮、支气管哮喘、荨麻疹等易于感染的患者应当忌食，否则会使病情恶化。此外，鲤鱼胆汁有毒，吞食生、熟鱼胆都会中毒，所以处理鲤鱼的时候要小心处理鱼胆。

豉油蒸鲤鱼

🌿 口味：鲜　烹饪方法：蒸

净鲤鱼	300 克	胡椒粉	2 克
姜片	20 克	蒸鱼豉油	15 毫升
葱条	15 克	食用油	适量
盐	3 克	彩椒丝、葱丝、姜丝少许	

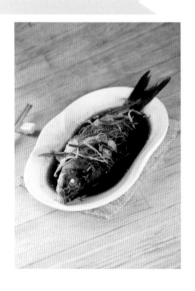

1. 取一个蒸盘，摆上葱条，放入净鲤鱼，放上姜片，再均匀地撒上少许盐，腌渍一会儿。
2. 蒸锅上火烧开，揭开盖，放入蒸盘，用大火蒸约7分钟，至食材熟透，取出蒸好的鲤鱼。
3. 拣出姜片、葱条，撒上姜丝，放上彩椒丝、葱丝，撒上少许胡椒粉，浇上少许热油。
4. 最后淋入适量蒸鱼豉油即成。

生蒸鳝鱼段

口味：鲜　烹饪方法：蒸

指导

鳝鱼宜现杀现烹，因为死后的鳝鱼体内的组氨酸会转变为有毒物质。烹制前可以用适量面粉搓洗鳝鱼，以去除其表面的黏性液质，这样就不会影响汤汁的口感。

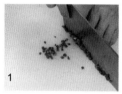
1

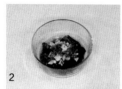
2

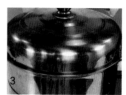
3

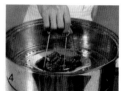
4

鳝鱼 .... 300 克
红椒 .... 35 克
盐、鸡粉 .... 各 2 克
料酒 .... 3 毫升
生粉 .... 6 克
姜片、蒜末、葱花 ..... 各少许
生抽、食用油、胡椒粉各适量

1. 将清洗干净的红椒先切开，去籽，切成条，改切成粒；宰杀处理干净的鳝鱼去头，切成段。

2. 将鳝鱼段装入碗中，放入蒜末、姜片、红椒粒、盐、料酒、鸡粉、胡椒粉、生抽、生粉、食用油，拌匀，腌渍 15 分钟。

3. 把鳝鱼段装入盘中，放入烧开的蒸锅中，用中火蒸 10 分钟至熟。

4. 把蒸好的鳝鱼取出，浇上少许热油，撒上少许葱花即可。

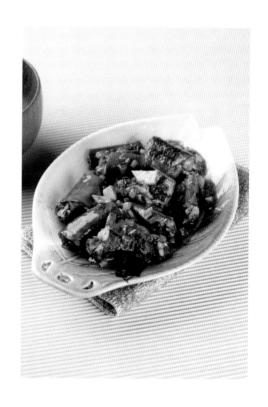

黄鱼

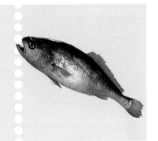

营养成分：蛋白质、脂肪、磷、铁、维生素 B_1、维生素 B_2、烟酸等。

主要功能

黄鱼含有丰富的微量元素硒，能清除人体代谢产生的自由基，对抗肾虚所致的皮肤暗沉无光等问题；此外，黄鱼有益气填精、健脾养胃、安神止痢之功效，对贫血、失眠、头晕、食欲不振及妇女产后体虚有良好疗效。

食用建议

黄鱼的背脊呈黄褐色，腹部金黄色，鱼鳍灰黄，鱼唇橘红，购买时应选择体形较肥、鱼肚鼓胀的，比较肥嫩。黄鱼是发物，哮喘病人和过敏体质的人应慎食。此外，黄鱼与荞麦同时食用，会造成消化不良。

黄鱼蛤蜊汤

🍃 口味：鲜　烹饪方法：煮

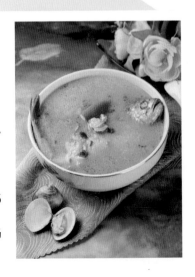

黄鱼	400 克	盐、鸡粉	各 2 克
熟蛤蜊	300 克	姜片	少许
西红柿	100 克	食用油	适量

1. 西红柿切成小瓣，去除西红柿皮；黄鱼切上花刀；把熟蛤蜊取出肉块，备用。
2. 用油起锅，放入黄鱼，晃动煎锅，用小火煎出香味，放入姜片、温开水，用大火略煮一会儿。
3. 倒入蛤蜊肉块，放入西红柿瓣，烧开后用小火煮约 15 分钟至食材熟透。
4. 加入盐、鸡粉，煮至食材入味，关火后盛出煮好的汤料即可。

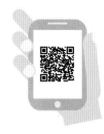

茄汁黄鱼

🌿 口味：鲜　烹饪方法：炸

黄鱼可先用料酒、盐、姜片等腌渍一会儿，这样不仅能去腥，还能使鱼更易入味；炸鱼时火候不宜太大，以免外焦内生，影响口感。

黄鱼 .... 350 克
彩椒 .... 45 克
圆椒 .... 10 克
料酒 .... 8 毫升
盐 .... 3 克
白糖 .... 2 克
姜末、葱花 .... 各少许
淀粉、番茄酱、食用油各适量

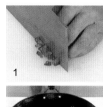

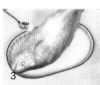
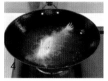
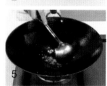
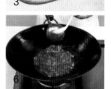

1. 彩椒切开，切成条形，再切成粒。
2. 圆椒切开，切成条形，再切成粒。
3. 黄鱼切上花刀，装入盘中，撒上盐、料酒，涂抹均匀，腌渍 10 分钟至其入味。
4. 热锅注油，烧至六成热，将黄鱼裹上淀粉，放入油锅中，炸至金黄色，捞出。
5. 锅底留油，放入姜末，爆香，倒入彩椒粒、圆椒粒，快炒，放番茄酱、水、煮沸。
6. 加盐、白糖、淀粉用水化开，调成味汁，关火后盛出，浇在鱼身上，撒上葱花即可。

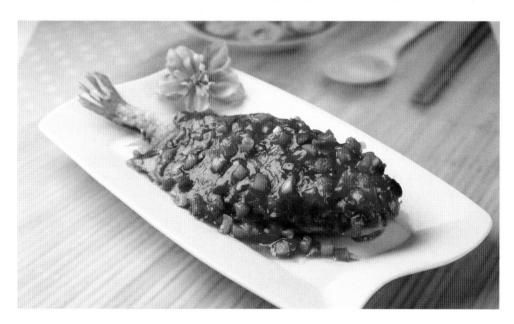

三文鱼

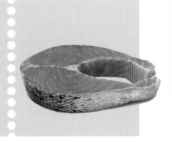

营养成分：不饱和脂肪酸、蛋白质、维生素 A、叶酸、维生素 B_1、维生素 B_2、维生素 D、维生素 E、钙、磷、铁等。

主要功能

三文鱼具有很高的营养价值，享有"水中珍品"的美誉，有补虚劳、健脾胃、利尿的食疗功效。常食三文鱼可使肾虚引起的精力减退、腰膝酸软、抵抗力下降、排尿不畅、食欲不振、水肿等症状得到一定程度的缓解。

食用建议

挑选三文鱼时，要选鱼肉有光泽、有弹性，颜色是鲜明的橘红色的。因为三文鱼的颜色和其营养价值成正比，橘红色越深其含有的虾青素含量越高，营养价值越高，也越新鲜。

蔬菜三文鱼粥

口味：鲜　烹饪方法：煮

大米	300 克	盐、鸡粉	各 3 克
三文鱼	120 克	水淀粉	3 毫升
胡萝卜	50 克	食用油	适量
芹菜	20 克		

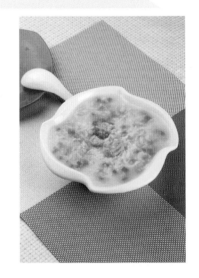

1. 芹菜、胡萝卜切粒；三文鱼切片，放入盐、鸡粉、水淀粉，腌渍入味。
2. 砂锅注水烧开，倒入大米，加食用油，搅匀，慢火煲30 分钟至大米熟透。
3. 倒入胡萝卜粒，慢火煮 5 分钟至食材熟烂，加入三文鱼片、芹菜粒，拌匀煮沸。
4. 加适量盐、鸡粉，拌匀调味，把煮好的粥盛出，装入汤碗中即可。

三文鱼豆腐汤

🍃 口味：鲜　烹饪方法：煮

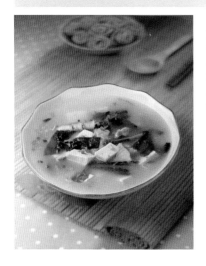

三文鱼、莴笋叶 ..... 各 100 克
豆腐 .... 240 克
盐、鸡粉 .... 3 克
水淀粉 .... 3 毫升
姜片、葱花 .... 各少许
胡椒粉、食用油 .... 各适量

1. 莴笋叶切段；豆腐切成小方块。
2. 将三文鱼切成片，装入碗中，加入盐、鸡粉、水淀粉、食用油，腌渍 10 分钟，至其入味。
3. 开水锅中，倒入食用油、盐、鸡粉、豆腐块，搅匀，煮至沸。
4. 放入胡椒粉、姜片，倒入莴笋叶段，放入三文鱼片，搅匀，煮至熟。
5. 继续搅拌一会儿，使食材入味，关火后将煮好的汤料盛出，装入碗中，撒上葱花即可。

三文鱼炒时蔬

🍃 口味：鲜　烹饪方法：炒

三文鱼 .... 180 克　　奶酪 .... 35 克
芦笋 .... 95 克　　盐 .... 3 克
胡萝卜 .... 75 克　　胡椒粉、食用油各适量
杏鲍菇 .... 40 克

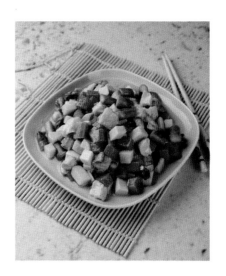

1. 胡萝卜、杏鲍菇切丁；芦笋切小段；将奶酪、三文鱼切小块。
2. 把三文鱼块放入碗中，加入盐、胡椒粉，搅匀，腌渍入味。
3. 开水锅中，倒入杏鲍菇丁、胡萝卜丁、盐、食用油，略煮，倒入芦笋段、食用油，搅匀，捞出。
4. 油起锅，倒入三文鱼块，炒至变色，放入奶酪、焯过水的食材，炒匀，至奶酪化开。
5. 加入盐、胡椒粉，炒匀调味，盛出即可。

泥鳅

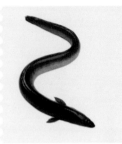

营养成分：蛋白质、脂肪、钙、磷、铁、硫黄素、维生素 B_1、维生素 B_2 等。

主要功能

泥鳅味道鲜美，营养丰富，素有"天上的斑鸠，地下的泥鳅""水中人参"之美誉。泥鳅性平，味甘，入脾、肝、肾经，有益肾助阳、生精、祛湿止泻、暖脾胃、止虚汗的功效，对盗汗、水肿、小便不利、阳事不举、病毒性肝炎等有食疗作用。

食用建议

市面上刚买回的泥鳅，稍微清洗即烹制，是很不干净的。买回的泥鳅应该先养在水中，撒上适量盐，然后放在水龙头下，不断地滴水，保持水中充足的氧气，持续 2 ~ 3 天（中途需防止水满），这样泥鳅体内的脏物就能排出了。

酱炖泥鳅鱼

口味：鲜　烹饪方法：焖

泥鳅 ....350 克	盐 ....2 克	
黄豆酱 ....20 克	姜片、葱段、葱叶、蒜片	
辣椒酱 ....12 克	....................各少许	
干辣椒 ....8 克	水淀粉、芝麻油、食用油	
啤酒 ....160 毫升	....................各适量	

1. 油起锅，倒入处理干净的泥鳅，煎出香味，断生后盛出，备用。
2. 锅留底油烧热，撒上姜片、葱段、蒜片，放入干辣椒，炒香，放入黄豆酱、辣椒酱。
3. 炒出香辣味，注入啤酒，倒入泥鳅，加入盐，拌匀，小火煮约 15 分钟，至食材入味。
4. 倒入葱叶，水淀粉勾芡，滴入芝麻油，炒匀至汤汁收浓即可。

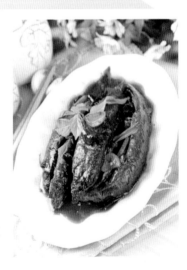

泥鳅烧香芋

🍃 口味：鲜　烹饪方法：煮

　　先用盐搓洗泥鳅，然后用水冲洗干净，可以洗去泥鳅上的黏液；煎泥鳅时，食用油可多一些，以免把泥鳅煎煳。

芋头 .... 300 克
泥鳅 .... 170 克
盐、鸡粉 .... 各 2 克
生粉 .... 15 克
生抽 .... 7 毫升
蒜末、葱段 .... 各少许
食用油 ....适量

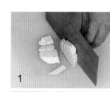 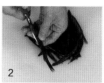 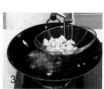
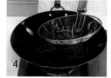 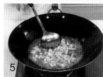 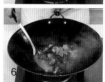

1. 去皮的芋头切条形，斜刀切成小丁块。
2. 将泥鳅去除内脏和污渍，洗净，放入盘中，加生抽、生粉，拌匀，腌渍入味。
3. 热锅注油，烧至四五成热，倒入芋头丁，小火炸至六七成熟，捞出，沥干。
4. 把泥鳅放入油锅，拌匀，用中火炸至焦脆，捞出炸好的泥鳅，沥干油，备用。
5. 热油锅中倒入蒜末、葱段，倒入温水、生抽、盐、鸡粉、芋头丁，拌匀，中火煮 5 分钟。
6. 倒入泥鳅，炒至入味，盛出，装盘即可。

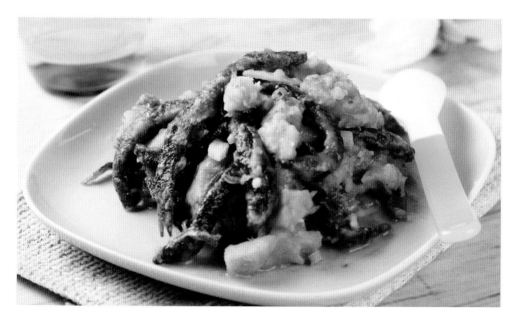

甲鱼

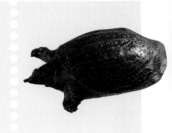

营养成分：蛋白质、无机盐、维生素A、维生素B₁、维生素B₂、烟酸、糖类、脂肪。

主要功能

古书记载，甲鱼"可补痨伤，壮阳气，大补阴之不足"，这说明甲鱼有滋阴壮阳、益肾健体、益气补虚、净血散结等功效，是肾虚之人的调养佳品。此外，甲鱼营养丰富，能增强身体的抗病能力，调节人体的内分泌功能，是肾虚患者的滋补佳品。

食用建议

甲鱼属于高蛋白食物，特别是它的边缘肉群含有动物胶质，不容易消化吸收，故一次不宜食用过量。辨别甲鱼是否具有活力，只要将其翻身，如果甲鱼能立刻翻转过来，说明其是健康鲜活的。

甲鱼滋阴汤

🌿 口味：鲜 烹饪方法：炖

甲鱼块 .... 300 克
生地 .... 20 克
盐 .... 3 克
鸡粉 .... 2 克
葱段、姜片 ....各少许
料酒 ....适量
百部、地骨皮、知母各 10 克

1. 开水锅中，放入洗净的甲鱼块，淋入适量料酒，拌匀，汆去血水，捞出，装盘，备用。
2. 砂锅中注水烧开，倒入药材和姜片，放入汆过水的甲鱼块，淋入少许料酒，搅拌均匀。
3. 用中火炖约 1 小时至食材熟透，加入少许盐、鸡粉，拌匀调味。
4. 关火后盛出煮好的汤料，装入碗中，撒上葱段即可。

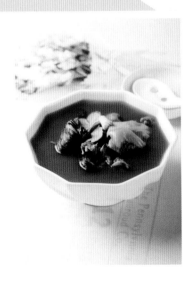

枸杞青蒿甲鱼汤

🍃 口味：鲜　烹饪方法：煮

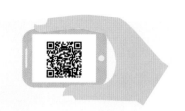

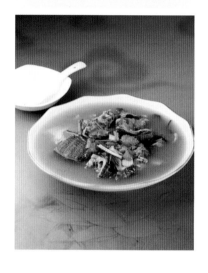

甲鱼块	600 克	盐、鸡粉	各 2 克
枸杞	10 克	鸡汁	10 毫升
青蒿	8 克	料酒	16 毫升
地骨皮	10 克	姜片	少许

1. 开水锅中，倒入洗净的甲鱼块，淋入料酒，煮沸，汆去血水，捞出，沥干水分，备用。
2. 砂锅中注水烧开，放入青蒿、地骨皮、姜片、枸杞、甲鱼块，淋入鸡汁、料酒，搅拌匀。
3. 盖上盖，烧开后用小火煮 30 分钟，至食材熟透。
4. 揭开盖子，放入少许盐、鸡粉，用勺拌匀调味，关火后盛出，装入汤碗中即可。

山药甲鱼汤

🍃 口味：鲜　烹饪方法：炖

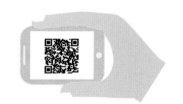

甲鱼块	700 克	料酒	20 毫升
山药	130 克	盐	3 克
姜片	45 克	鸡粉	2 克
枸杞	20 克		

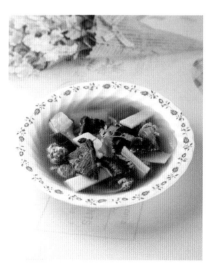

1. 去皮的山药切片。
2. 开水锅中，倒入甲鱼块、料酒，搅匀，汆去血水，捞出，沥干。
3. 砂锅中注水烧开，放入枸杞、姜片、甲鱼块，加入料酒，烧开后用小火炖 20 分钟。
4. 放入山药片，搅拌几下，用小火炖至全部食材熟透，放入盐、鸡粉。
5. 拌匀调味，将炖好的甲鱼汤盛出，装入汤碗中即可。

牡蛎

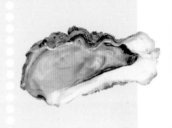

营养成分：蛋白质、胆固醇、钙、铁、磷、镁、锰、钠、锌、硒、铜、维生素B_2等。

主要功能

牡蛎中磷、钙比例适中，可有效促进钙吸收，预防骨质疏松。牡蛎还有重镇安神、潜阳补阴、软坚散结、收敛固涩的功效，对惊悸、失眠、眩晕、耳鸣、自汗、盗汗、遗精崩带等肾虚症状有很好的改善作用，肾虚之人可常食。

食用建议

在选择牡蛎的时候，应注意选体大肥实、颜色淡黄、个体均匀而且干燥，表面颜色褐红的。煮熟的牡蛎，壳是稍微打开的，这表示煮之前是活的，反之则说明是死的。

牡蛎口蘑紫菜汤

🌿 口味：鲜　烹饪方法：煮

牡蛎 .... 100 克
紫菜 .... 5 克
口蘑 .... 30 克
盐、鸡粉 .... 各 1 克
料酒、姜片 ....各少许

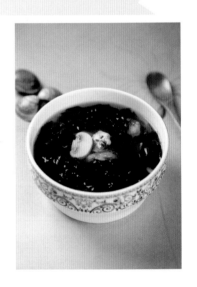

1. 砂锅中注入适量清水烧开，放入洗净的牡蛎。
2. 倒入切好的口蘑，加入紫菜、姜片。
3. 盖上盖，用大火煮开后转小火续煮 20 分钟，至食材熟透。
4. 揭盖，加入料酒、盐、鸡粉，拌匀。
5. 关火后盛出煮好的汤料，装入备好的碗中即可。

指导

韭黄炒牡蛎

🌿 口味：鲜　烹饪方法：炒

牡蛎肉里面往往混有破碎的牡蛎壳或其他杂质，只要在洗的过程中滴入适量的植物油，就比较容易清洗干净。

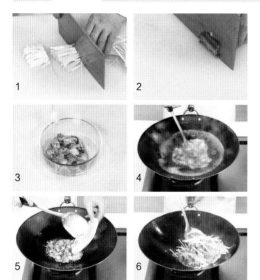

牡蛎肉 .... 400 克
韭黄 .... 200 克
彩椒 .... 50 克
生粉 .... 15 克
生抽 .... 8 毫升
姜片、蒜末、葱花 .... 各少许
鸡粉、盐、料酒、食用油各适量

1. 洗净的韭黄切段。
2. 洗好的彩椒切条，装入盘中，备用。
3. 把洗净的牡蛎肉装入碗中，加入料酒、鸡粉、盐、生粉，搅拌均匀。
4. 开水锅中，倒入牡蛎，搅拌匀，略煮片刻，捞出，沥干水分，备用。
5. 热锅注油烧热，放入姜片、蒜末、葱花，倒入牡蛎肉、生抽、料酒，炒匀提味。
6. 放入彩椒条、韭黄段、鸡粉、盐，炒匀调味，关火后盛出炒好的菜肴即可。

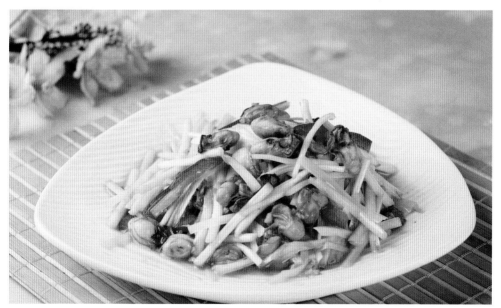

干贝

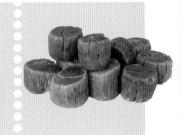

营养成分：蛋白质、糖类、维生素B$_2$、钙、磷、铁、谷氨酸钠等。

主要功能

《本草求真》中提到，干贝具有"滋真阴"的功效，也就是说其具有很好的滋补肾阴的功效。此外，干贝还有调中、下气、补益五脏之功效，多食干贝可治疗和改善由肾虚引起的水肿、记忆力下降、头晕目眩、咽干口渴、精力不足、面色无光等症状。

食用建议

儿童及痛风患者不宜食用干贝。食用干贝要适量，因为其中所含的谷氨酸钠是味精的主要成分，过量食用，会在肠道细菌的作用下，转化为有毒、有害的物质，干扰大脑神经细胞正常代谢。

干贝炒丝瓜

口味：鲜　烹饪方法：炒

丝瓜 ....200 克
彩椒 ....50 克
干贝 ....30 克
鸡粉、盐 ....各 2 克
蒜末、葱段、姜片 ....各少许
料酒、生抽、水淀粉、食用油各适量

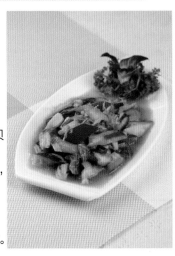

1. 去皮的丝瓜切成片；彩椒切成小块；用刀将泡好的干贝压烂。
2. 炒锅注油烧热，放入姜片、蒜末、葱段，爆香，倒入干贝，炒匀，淋入料酒，炒香。
3. 倒入丝瓜片、彩椒块，拌炒匀，淋入清水，炒至熟软，加入盐、鸡粉、生抽，炒匀调味。
4. 倒入适量水淀粉，炒均匀，将炒好的食材盛出，装盘即成。

草菇虾米干贝汤

口味：鲜　烹饪方法：煮

　　鲜草菇若长时间置于空气中容易氧化，可以先将鲜草菇用清水洗净后，放入1%的盐水中浸泡10～15分钟，以避免氧化。

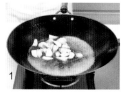 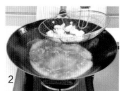 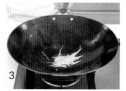 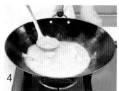

草菇 .... 150 克
虾米 .... 35 克
干贝 .... 20 克
鸡粉、盐................... 各 2 克
姜丝、葱花.................各少许
食用油.....................各适量

1. 锅中注入适量清水烧开，倒入洗净切好的草菇，搅拌均匀，煮约 1 分钟。

2. 捞出煮好的草菇，过一下清水，装盘，备用。

3. 热锅注入适量食用油，放入姜丝、干贝、虾米。

4. 倒入焯过水的草菇，加入适量清水，搅拌匀，放入适量的鸡粉、盐，搅拌均匀，煮约 3 分钟，盛出煮好的草菇虾米干贝汤，装入备好的碗中，往汤中撒上葱花即可。

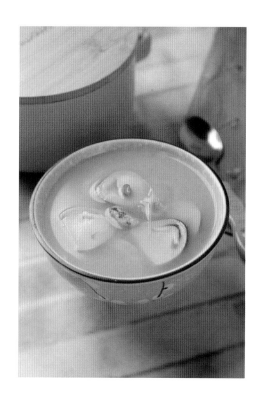

蛏子

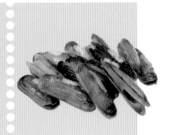

营养成分：蛋白质、脂肪、糖类、钙、磷、铁等营养物质。

主要功能

蛏子肉性寒，味甘、咸，有益肾利水、清热解毒、滋阴除烦、清胃治痢、产后补虚等功效；对肾虚所致的小便不利、食欲不振等症有作用。常食蛏子有益于脑的营养补充，能改善记忆力减退的肾虚症状。

食用建议

清洗蛏子的时候，可以用清水溶解些许海盐，营造出海水味，然后在盆中放两只筷子，将装有蛏子的小筐放在筷子上，勿让其沉底，以便去除蛏子体内的泥沙。吐好沙子的蛏子用淡盐水反复搓洗几遍，再沥干水分即可使用。

蛏子炒芹菜

🍃 口味：鲜　烹饪方法：炒

蛏子	350 克
芹菜	100 克
红椒	40 克
盐、鸡粉	各 2 克
料酒	4 毫升
姜片、蒜末、葱段	各少许
蚝油、食用油、老抽、水淀粉	各适量

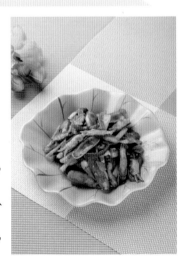

1. 芹菜切段；红椒去籽，切丝。
2. 锅中注水烧开，倒入蛏子，汆煮半分钟，去除杂质，捞出，清洗干净，装盘备用。
3. 油起锅，放入姜片、蒜末、葱段，倒入芹菜段、红椒丝、蛏子，淋入料酒，炒香。
4. 加入盐、鸡粉、蚝油、老抽，倒入水淀粉，炒匀，盛出，装盘即可。

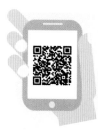

蒜蓉蒸蛏子

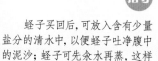

🌿 口味：鲜　烹饪方法：蒸

蛏子买回后,可放入含有少量盐分的清水中,以便蛏子吐净腹中的泥沙;蛏子可先氽水再蒸,这样能减轻其腥味。

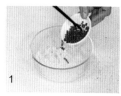
1

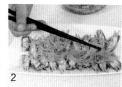
2

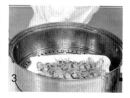
3

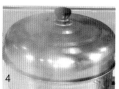
4

蛏子 .... 250 克
粉丝 .... 20 克
盐 .... 3 克
蚝油 .... 4 克
鸡粉 .... 2 克
生抽 .... 6 毫升
芝麻油 .... 5 毫升
红椒粒、蒜蓉、葱花....各少许

1. 取一个干净的碗，倒入备好的粉丝、蒜蓉、红椒粒、盐、生抽、蚝油、鸡粉、芝麻油，搅拌均匀。
2. 将处理干净的蛏子放入另一个盘中，放入拌好的粉丝，再撒上备好的葱花、红椒粒，备用。
3. 蒸锅上火烧开，放入装有蛏子的蒸盘。
4. 盖上锅盖，用大火蒸 10 分钟至食材熟透，揭盖，取出蒸好的蛏子即可。

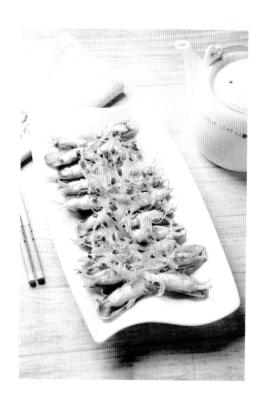

墨鱼

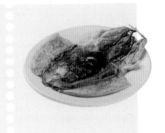

营养成分：蛋白质、脂肪、维生素 A、B 族维生素及钙、磷、铁等；壳含碳酸钙、壳角质、黏液质及少量氯化钠等。

主要功能

　　墨鱼鲜肉具有滋肾养血、补心通脉的功效，尤其适合妇女食用。常食墨鱼对女子因肾虚引起的精血亏损、头晕耳鸣，男子因肾虚引起的遗精、早泄有一定的功效。此外，墨鱼对年老虚弱者也有较佳的补益作用，是优良的滋补之品。

食用建议

　　优质的生墨鱼色泽鲜亮洁白、无异味、无黏液、肉质富有弹性；而优质的干墨鱼，则鱼身干燥，闻起来有海腥味，但无腥臭味。但是有血脂高、胆固醇血症、动脉硬化等心血管病及肝病的患者应慎食墨鱼。

姜丝炒墨鱼须

🌿 口味：辣　烹饪方法：炒

墨鱼须	150 克	鸡粉	2 克
红椒	30 克	料酒	5 毫升
生姜	35 克	蒜末、葱段	各少许
豆瓣酱	8 克	水淀粉、食用油	各适量
盐	3 克		

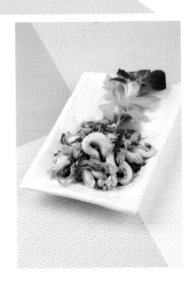

1. 生姜切细丝；红椒切粗丝；墨鱼须切段。
2. 开水锅中，倒入墨鱼须，淋入料酒，略煮，捞出，沥干。
3. 油起锅，放入蒜末，撒上红椒丝、姜丝，倒入墨鱼须，炒至肉质卷起。
4. 淋入料酒、豆瓣酱，炒至散发出香辣味，加入盐、鸡粉、水淀粉，翻炒片刻，至食材熟透。
5. 撒上葱段，炒香，盛出，装盘即成。

黑蒜烧墨鱼

🌿 口味：鲜　烹饪方法：炒

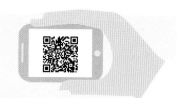

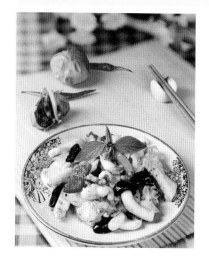

黑蒜 ....70 克	鸡粉 ....3 克
墨鱼 ....150 克	料酒 ....5 毫升
彩椒 ....65 克	水淀粉、芝麻油、食用
盐、白糖........各 2 克	油、姜片蒜末各适量

1. 洗净的彩椒切块；洗好的墨鱼先划十字花刀，再切成块。
2. 开水锅中，倒入墨鱼块，汆煮片刻，关火后捞出，沥干，装盘备用。
3. 用油起锅，倒入姜片、蒜末，爆香，放入彩椒块、墨鱼块，淋入料酒，炒匀。
4. 倒入黑蒜，注入清水，加入盐、白糖、鸡粉、水淀粉，淋入少许芝麻油。
5. 翻炒约 3 分钟至熟，关火，盛出炒好的菜肴，装盘即可。

当归乌鸡墨鱼汤

🌿 口味：鲜　烹饪方法：煮

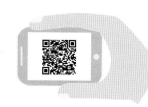

乌鸡块 ....350 克	盐 ....3 克
墨鱼块 ....200 克	鸡粉 ....2 克
鸡血藤、黄精各 20 克	料酒 .... 14 毫升
当归 ....15 克	姜片、葱条......各少许

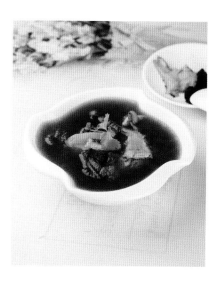

1. 开水锅中，放入墨鱼块、乌鸡块、料酒，汆去血渍，捞出，沥干。
2. 砂锅中注水烧开，放入鸡血藤、黄精、当归、姜片，倒入汆过水的材料，撒上葱条，淋入料酒提味。
3. 烧开后用小火煲煮约 60 分钟，至食材熟透，拣去葱条，加入盐、鸡粉调味。
4. 用中火搅至汤汁入味，关火后盛出煮好的墨鱼汤，装入汤碗中即成。

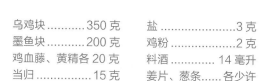

虾

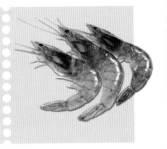

营养成分：蛋白质、脂肪、谷氨酸、维生素 B_1、维生素 B_2、烟酸以及钙、磷、铁、硒等。

主要功能

海水虾性温，味甘、咸，有补肾壮阳、滋阴健胃的作用；淡水虾性温，味甘，具有补肾壮阳、养血固精、下乳汁、解毒疗疮的作用。无论是海虾还是河虾，都适用于肾气虚弱、肾阳不足所致的腰脚软弱无力、阳痿或男子不育等症状。

食用建议

虾为发物，凡患有疥疮、风疹、瘙痒等症的患者食之宜慎。此外，生于水田及沟渠的虾有毒，制成腌制品更有害；没有须或腹下通黑的虾、煮后变为白色的虾，都不能吃。

玉米虾仁汤

🍃 口味：鲜　烹饪方法：煮

西红柿 .... 70 克
西蓝花 .... 65 克
虾仁 .... 60 克
玉米粒 .... 50 克
高汤 .... 200 毫升
盐 .... 2 克

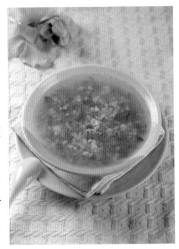

1. 西红柿、玉米粒剁碎；虾仁挑去虾线，再剁成末；西蓝花剁成末。
2. 开水锅中，倒入高汤，搅拌一下，倒入西红柿碎、玉米碎，搅匀，煮沸后用小火煮约 3 分钟。
3. 下入切好的西蓝花末，搅拌匀，再用大火煮沸，加入少许盐，拌匀调味，下入虾肉末，拌匀。
4. 中小火续煮至全部食材熟透，盛出即可。

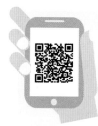

陈皮炒河虾

🍃 口味：鲜　烹饪方法：炒

指导

河虾不宜炒的太久，以免炒老了，影响口感；若没有陈皮，可以用橘子皮代替，口感不错，且更加爽滑。

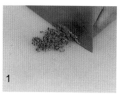
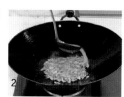
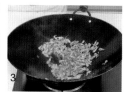
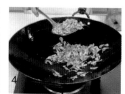

陈皮 .... 3 克
高汤 .... 250 毫升
河虾 .... 80 克
盐 .... 2 克
鸡粉 .... 3 克
姜末、葱花................各少许
胡椒粉、食用油 ....各适量

1. 洗好的陈皮切丝，再切成末，备用。
2. 用油起锅，放入备好的河虾、姜末、陈皮丝，倒入高汤，拌匀。
3. 放入盐、鸡粉、胡椒粉，拌匀。
4. 倒入葱花，炒匀，关火后盛出炒好的菜肴，装盘即可。

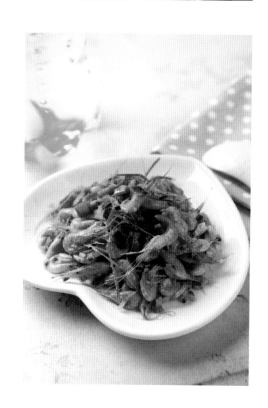

海参

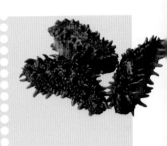

营养成分：蛋白质、钙、钾、锌、铁、硒、锰、海参黏多糖、氨基酸等。

主要功能

海参有补肾益精、除湿壮阳、养血润燥、通便利尿、美颜乌发的作用，对肾阴虚、肾阳虚都有十分重要的补益作用。常食海参能提高男性内分泌能力，增强女性的新陈代谢，促进性激素分泌能力，提高性功能。

食用建议

发好的海参不宜久存，若要存放，最好不超过3天，存放期间用凉水浸泡，每天换水2～3次，不要沾油，或放入不结冰的冰箱中。如是干货保存，最好放在密封的木箱中，注意防潮。

葱爆海参

🌿 口味：鲜　烹饪方法：炒

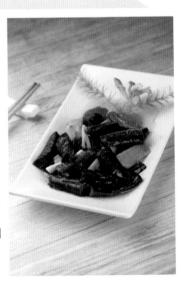

海参 300克	盐、白糖 各2克
葱段 50克	蚝油 5克
姜片 40克	料酒 4毫升
高汤 200毫升	生抽 6毫升
鸡粉 3克	水淀粉、食用油各适量

1. 海参切条形。
2. 开水锅中，加入盐、鸡粉、海参条，搅匀，煮约1分钟，捞出，沥干。
3. 油起锅，放入姜片、葱段，倒入海参条、料酒、高汤、蚝油、生抽。
4. 加盐、鸡粉、白糖，转大火收汁，撒上余下的葱段，倒入水淀粉。
5. 炒至汤汁收浓，盛出，装盘即成。

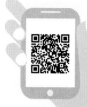

海参养血汤

🍃 口味：鲜　烹饪方法：煮

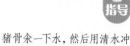

猪骨汆一下水，然后用清水冲干净表面的浮沫，可以去除腥味，且汤汁的口感也会更好，红枣最好去核后食用。

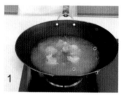
1

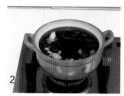
2

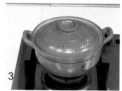
3

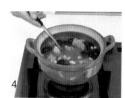
4

猪骨 .... 450 克
红枣 .... 15 克
花生 .... 20 克
海参 .... 200 克
鸡粉、盐 ....各 2 克
料酒 ....适量

1. 锅中注入适量清水，大火烧开，倒入洗净的猪骨，淋入料酒，略煮一会儿，捞出，装入盘中，备用。
2. 砂锅中注水烧开，倒入备好的花生、红枣、猪骨，加入切好的海参。
3. 盖上盖，用大火烧开后转小火煮 90 分钟，至食材熟透。
4. 揭盖，淋入少许料酒，再盖上盖，揭盖，放入少许盐、鸡粉，拌匀，关火后盛出，装入盘中即可。

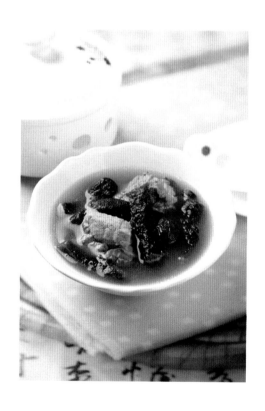

海蜇

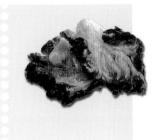

营养成分：蛋白质、脂肪、灰分、钙、磷、铁、碘、维生素B₁、维生素B₂、烟酸等。

主要功能

海蜇味咸，性平，入肝、肾经，是一种典型的高蛋白、低脂肪、低热量的营养食品，有清热、化痰、消积、润肠的功效，对妇女劳损、积血、带下等病症有一定的治疗作用，还可预防妇女因肾虚所致的腰、腹部脂肪堆积；且其含钙丰富，能防治骨质疏松。

食用建议

优质的海蜇皮呈白色或浅黄色，有光泽，自然圆形、片大平整，无红衣、杂色、黑斑，肉质厚实均匀且有韧性，无腥臭味，口感松脆适口。劣质的海蜇皮颜色变深，有异味，手捏韧性差，易碎裂。

蒜泥海蜇萝卜丝

🌿 口味：鲜　烹饪方法：拌

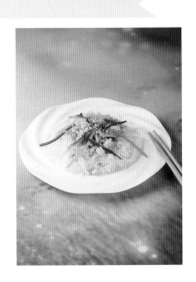

白萝卜............300 克	生抽..................3 毫升	
海蜇..............170 克	芝麻油..................适量	
盐....................2 克	彩椒、葱花、蒜泥各少许	
鸡粉..................3 克		

1. 去皮的白萝卜切细丝；海蜇、彩椒切细丝。
2. 开水锅中，焯煮白萝卜丝、海蜇丝，捞出，沥干。
3. 萝卜丝中加盐、鸡粉、芝麻油、蒜泥、葱花，拌匀。
4. 碗中倒入海蜇丝、彩椒丝，撒上蒜泥、葱花，加生抽、鸡粉、芝麻油，拌匀。
5. 盘中用白萝卜丝垫底，放入拌好的海蜇丝即可。

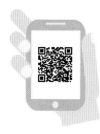

紫甘蓝拌海蜇丝

🌿 口味：清淡　烹饪方法：凉拌

指导

　　白菜、紫甘蓝应尽量切得工整些，这样成品会更加美观；海蜇丝汆水后要立即过一遍凉水，否则会缩得很厉害。

紫甘蓝、白菜 .... 各 160 克
海蜇丝 .... 30 克
香菜 .... 20 克
盐、鸡粉 .... 各 2 克
白糖 .... 3 克
芝麻油 .... 8 毫升
陈醋 .... 10 毫升
蒜末 ....少许

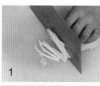
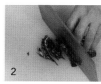
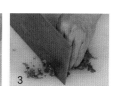
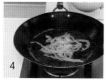
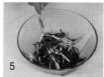
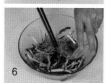

1. 洗净的白菜切段，改切成细丝。
2. 洗好的紫甘蓝切成细丝。
3. 洗净的香菜切成碎末。
4. 开水锅中，加入盐、海蜇丝、白菜丝、紫甘蓝丝，拌匀，至其断生后捞出，沥干。
5. 取一个大碗，倒入白菜丝、紫甘蓝丝、盐、鸡粉、白糖、芝麻油、陈醋、蒜末、香菜末，拌匀。
6. 倒入海蜇丝，搅拌均匀，至其入味，将拌好的食材装入盘中即可。

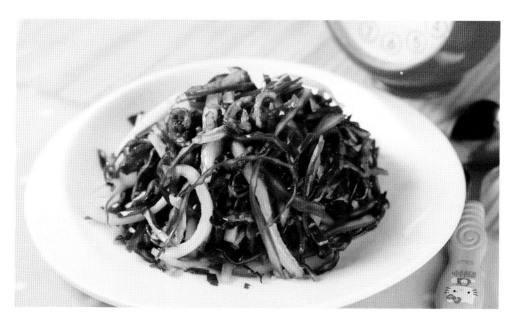

海带

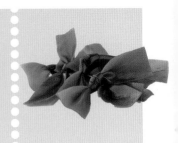

营养成分：蛋白质、碘、钾、钙、钠、镁、铁、铜、硒、维生素A、藻多糖等。

主要功能

海带中含有大量的甘露醇，具有利尿、消肿、降血压的作用；含有的钙，能够给予机体充足的钙质；含有的碘，可以刺激垂体，使女性体内雌激素水平降低，恢复卵巢功能。多食海带，对肾虚所致的小便不利、骨质疏松、女性乳腺癌都有防治作用。

食用建议

孕妇不可过量食用海带，一是因为海带有催生作用，二是因为海带的碘含量过高，多食会影响胎儿的甲状腺发育。此外，选择海带的时候，应选择叶片大、完整，叶柄厚实、干燥、黑褐色或深绿色的。

芝麻双丝海带

口味：辣　烹饪方法：拌

海带	85克	陈醋	7毫升
青椒	45克	辣椒油	6毫升
红椒	25克	芝麻油	5毫升
盐、鸡粉	各2克	姜丝、葱丝、熟白芝麻	
生抽	4毫升		各少许

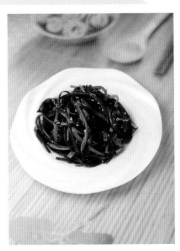

1. 红椒、青椒去籽，切细丝；海带切细丝，切长段。
2. 开水锅中，倒入海带丝，煮至断生，放入青椒丝、红椒丝，拌匀，略煮，捞出，沥干。
3. 碗中倒入焯过水的材料，放入姜丝、葱丝、盐、鸡粉、生抽、陈醋、辣椒油、芝麻油，拌匀。
4. 撒熟白芝麻，拌匀，盛出即可。

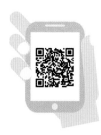

牛肉海带汤饭

🍃 口味：鲜　烹饪方法：炒

干海带上有很多盐，泡发好后可用清水冲洗一会儿以减少残留盐分；牛肉先逆纹路切条，再剁碎要省时省力一些。

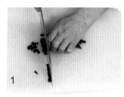
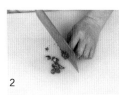
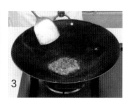
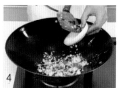

米饭 .... 150 克
高汤 .... 270 毫升
海带 .... 15 克
牛肉 .... 35 克
料酒 .... 4 毫升
葱花、盐......................各少许
食用油........................适量

1. 洗好的海带划成条，再切成小块。
2. 洗净的牛肉切条形，改切成小块，再剁碎。
3. 炒锅注油烧热，倒入牛肉末，快速翻散至变色，淋入料酒，翻炒出香味。
4. 倒入海带块，翻炒均匀，加入米饭、高汤，翻炒至米饭松散，加入少许盐，炒匀调味，撒上备好的葱花，翻炒出葱香味，将炒好的牛肉海带汤饭盛出，装入备好的碗中即可。

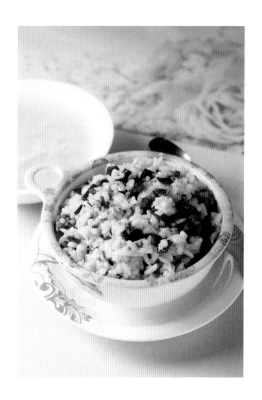

紫菜

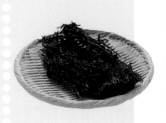

营养成分：蛋白质、维生素A、维生素C、B族维生素、碘、钙、铁、磷、锌、钠、锰、铜等。

主要功能

紫菜营养价值较高，其中含有的钾、钙、铁等矿物质元素，对骨质疏松、贫血、水肿都有一定的食疗作用。同时，紫菜还可入药，制成中药，具有化痰软坚、清热利水、补肾养心的功效，能消除肾虚引起的耳鸣、小便不利等症状。

食用建议

辨别紫菜是否被污染，只要将买回的紫菜放入凉水中浸泡片刻，若浸泡的水呈蓝紫色，说明在干燥、包装前已被有毒物质污染，这种紫菜对人体有害，不能食用。食用紫菜时，可搭配肉类，以降低紫菜的寒性。

紫菜鱼片粥

口味：鲜　烹饪方法：煮

大米 ....180 克	料酒 ....3 毫升
草鱼片 ....80 克	水淀粉、食用油 ..... 各适量
紫菜 ....60 克	姜丝、葱花、胡椒粉各少许
盐、鸡粉........各 3 克	

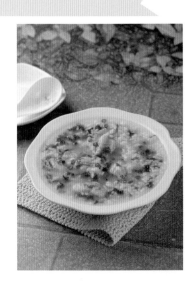

1. 草鱼片装入盘中，加入盐、鸡粉、料酒、水淀粉、食用油，腌渍约 10 分钟。
2. 砂锅中注水烧开，倒入大米，搅匀，煮沸后用小火煮至米粒变软。
3. 倒入洗净的紫菜，撒上姜丝、盐、鸡粉、胡椒粉，拌匀调味。
4. 倒入草鱼肉片，用大火续煮一会儿，至食材熟透，关火后盛出，装入汤碗中，撒上葱花即成。

紫菜南瓜汤

🍃 口味：鲜　烹饪方法：煮

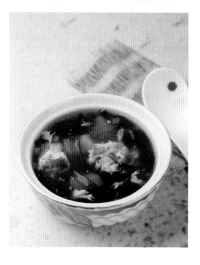

紫菜 .... 180 克
南瓜 .... 100 克
鸡蛋 .... 1 个
盐、鸡粉 .... 各 2 克
虾皮 ....少许
芝麻油 ....适量

1. 洗净去皮的南瓜切开，再切成小块，备用；鸡蛋打入碗中，打散调匀，制成蛋液，备用。
2. 开水锅中，放入备好的虾皮、南瓜块，用大火煮约 5 分钟，放入洗净的紫菜，拌匀，煮至熟软。
3. 加入适量盐、鸡粉、芝麻油，拌匀调味，倒入备好的蛋液，搅散，呈蛋花状。
4. 关火后盛出煮好的紫菜南瓜汤即可。

香芋紫菜饭

🍃 口味：鲜　烹饪方法：煮

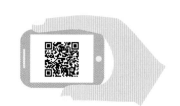

香芋 .... 100 克
银鱼干 .... 150 克
软饭 .... 200 克
紫菜 .... 10 克
盐 .... 2 克

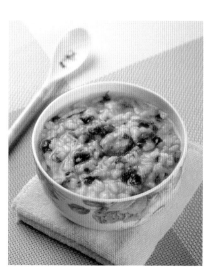

1. 将去皮洗净的香芋切片；洗好的银鱼干切碎；洗净的紫菜切碎，装入盘中，备用。
2. 烧开蒸锅，放入装好盘的香芋，用小火蒸 15 分钟，取出，用刀把香芋压烂，剁成泥。
3. 汤锅中注水烧开，倒入适量软饭、银鱼干末，搅匀，用小火煮 20 分钟至食材熟透。
4. 倒入香芋，拌匀煮沸，放入切好的紫菜，加入适量盐，搅拌匀，盛出即可。

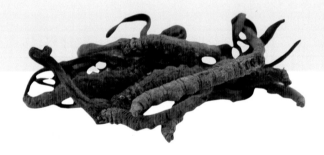

Part 3

药材选得妙，
补肾效果好

淫羊藿

每日适用量：10 ~ 15 克

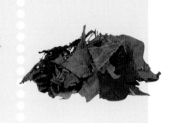

主要成分： 淫羊藿茎、叶含淫羊藿苷；其叶中还含有挥发油、蜡醇、卅一烷、植物甾醇、鞣质、油脂等；油脂中的脂肪酸有棕榈酸、硬脂酸、油酸、亚油酸等。

主要功效

淫羊藿性温，味辛、甘，具有补肾壮阳、祛风除湿的功效，主治阳痿不举、小便淋沥、筋骨挛急、咳嗽、病后青盲、虚火牙痛、半身不遂、腰膝无力、风湿痹痛、四肢不仁等病症。

食用建议

淫羊藿选购当以梗少、叶多、色黄绿、不破碎者为佳。本品性较炽烈，能伤阴助火，部分人群服后会出现头晕、口燥、口渴、流鼻血等反应。阴虚火盛、五心烦热、有梦遗精、性欲亢进者忌用。

淫羊藿烧鳗鱼

🍃 口味：鲜　烹饪方法：煮

鳗鱼块	500 克
木耳	40 克
紫菜	60 克

盐、鸡粉、胡椒粉、料酒、食用油......各适量
知母、巴戟天、当归、淫羊藿、姜片、蒜末、葱花各少许

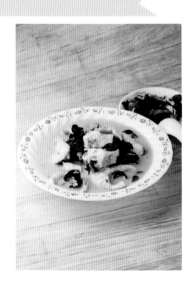

1. 将鳗鱼块装碗，加入盐、鸡粉、胡椒粉、料酒，腌渍10 分钟。
2. 取纱袋，装入当归、知母、巴戟天、淫羊藿。
3. 砂锅中注水烧开，放入药袋，煮至析出有效成分，取出药袋。
4. 用油起锅，放入姜片、鳗鱼块，煎至两面断生，撒上蒜末、料酒、药汁、木耳、盐、鸡粉，煮 10 分钟，盛出，撒上葱花即可。

淫羊藿玫瑰花茶

🍃 口味：清淡　烹饪方法：泡

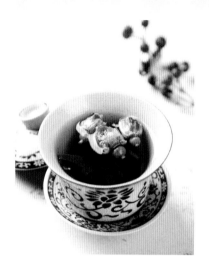

玫瑰花.........................5 克
淫羊藿.........................3 克

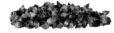

1. 取一碗，将淫羊藿及玫瑰花放入其中，加适量清水，清洗干净，取一个干净的茶杯，放入洗净的淫羊藿，倒入洗好的玫瑰花。
2. 向杯中注入适量开水。
3. 盖上杯盖，泡约 10 分钟，至析出有效成分。
4. 揭开盖即可。

淫羊藿粥

🍃 口味：甜　烹饪方法：煮

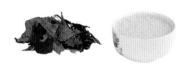

淫羊藿.........................10 克
大米 ....100 克
白糖 ....少许

1. 砂锅注入适量清水，用大火烧开，倒入洗净的淫羊藿，煮 15 分钟至药性析出，捞出淫羊藿。
2. 倒入大米，搅散开，盖上盖，小火煮半小时至熟。
3. 揭开盖，放入白糖，拌匀，略煮片刻，至白糖溶化。
4. 关火，把煮好的药膳粥盛入碗中即可。

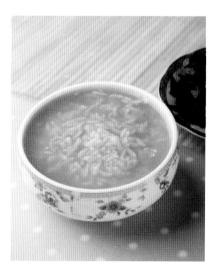

鹿茸

每日适用量：6～10克

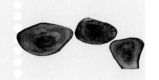

主要成分：多种氨基酸、三磷腺苷、胆巢醇、雌酮、脂溶性维生素、卵磷脂、脑磷脂等。

主要功效

鹿茸性温，味甘、咸，具有振奋和提高机体功能的作用，对久病体虚者有较好的强身效果。鹿茸能补肾壮阳、益精生血、强筋壮骨，主治肾阳不足、精血亏虚所致的畏寒肢冷、阳痿早泄、宫冷不孕、尿频遗尿、腰膝酸软、筋骨无力。

食用建议

梅花鹿鹿茸较优，以粗壮、主支圆、顶端丰满、"回头"明显、质嫩、毛细、皮色红棕、较少骨钉或棱线、有光泽者为佳。鹿茸最好是在半空腹时服用，饭前饭后半小时内不宜服用，且不宜与茶水同服。阴虚阳亢、血分有热、胃火炽盛、肺有痰热及外感热病者均忌服。

鹿茸炖鸡

🍃 口味：鲜 烹饪方法：炖

鸡肉块	350 克
淮山	30 克
鹿茸片	5 克
白酒	10 毫升
盐	2 克
姜片	少许

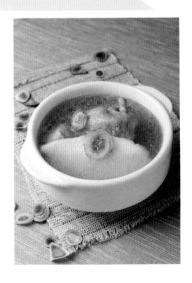

1. 取一碗，倒入鹿茸片、白酒，拌匀，浸泡片刻后捞出鹿茸片，装盘，备用。
2. 开水锅中，倒入鸡肉块，汆煮片刻，关火后捞出，沥干水分，装入盘中，备用。
3. 砂锅注入适量清水，倒入鸡肉块、淮山、鹿茸片、姜片，大火炖开转小火炖 3 小时至食材熟软。
4. 加入盐，搅拌至入味，关火后盛出，装碗即可。

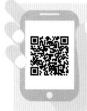

鹿茸蒸蛋

🍃 口味：鲜　烹饪方法：蒸

指导

蒸蛋液时不宜加入冷水，这样会延长烹制的时间；鹿茸应提前用少量清水浸泡一会儿，能更好地发挥药效。

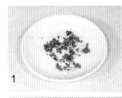
1

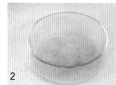
2

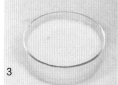
3

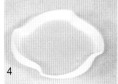
4

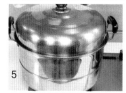
5

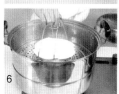
6

鸡蛋 .... 100 克
鹿茸 .... 2 克
盐、鸡粉、葱花 ....各少许

1. 将洗净的鹿茸切成细末，备用。
2. 取鸡蛋，打入碗中，加入少许盐、鸡粉，打散调匀。
3. 撒上切好的鹿茸，注入适量温水，搅匀，制成蛋液。
4. 取一个干净的蒸碗，倒入蛋液，静置片刻，备用。
5. 蒸锅上火烧开，放入蒸碗，用中火蒸约10 分钟，至食材熟透。
6. 取出蒸好的鹿茸蒸蛋，待稍微冷却后撒上葱花即可。

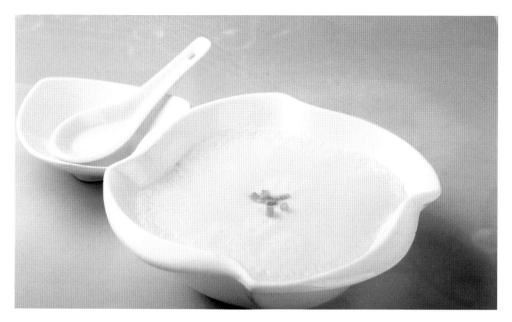

肉桂

每日适用量：6 ～ 10 克

主要成分：挥发性桂皮油（其主要成分是桂皮醛）少量乙酸桂皮酯、鞣质、黏液等。

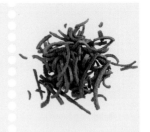

主要功能

肉桂味甘，性热，入肾、脾、膀胱经，有补元阳、暖脾胃、除积冷、通脉止痛和止泻的功效，可用于肾阳不足引起的畏寒、肢冷、腰膝冷痛，亦可用于肾不纳气引起的虚喘、气逆等症。肉桂还能重新激活脂肪细胞对胰岛素的反应能力，大大加快葡萄糖的新陈代谢。

食用建议

肉桂选购以未破碎、体重、外皮细、肉厚、断面色紫、油性大、香气浓厚、味甜辣的为佳。肉桂的有效成分易挥发，不宜久煎，一般宜研末冲服；用于温中散寒、健胃时研末冲服较好。阴虚火旺者忌服，孕妇慎服。

肉桂五香鲫鱼

口味：鲜　烹饪方法：焖

净鲫鱼 .... 400 克
桂圆肉 .... 10 克
葱段、姜片、八角、肉桂、香菜各少许
盐、鸡粉、生抽、料酒、食用油各适量

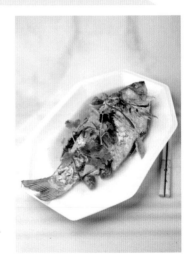

1. 净鲫鱼两面切上花刀，装盘，撒上盐、料酒，抹匀，腌渍至入味，备用。
2. 用油起锅，放入鲫鱼，煎至两面断生。
3. 撒上姜片、八角、葱段、肉桂，炒出香味，注入开水，倒入桂圆肉，煮至食材熟透。
4. 加入盐、鸡粉、料酒、生抽，拌匀，再拣出八角、桂皮、葱段，关火后盛出，装入盘中，点缀香菜即可。

生姜肉桂炖猪肚

🌿 口味：鲜　烹饪方法：煮

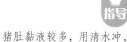

　　猪肚黏液较多，用清水冲，然后加盐、醋、淀粉各少许，抓揉，再用水冲洗干净；猪肚汆水时加入少许白醋，能使其口感更佳。

猪肚块 .... 350 克
瘦肉丁 .... 90 克
薏米 .... 70 克
肉桂 .... 30 克
盐 .... 3 克
鸡粉 .... 2 克
料酒 .... 10 毫升
姜片 .... 少许

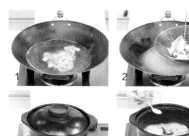
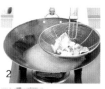
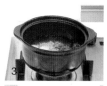
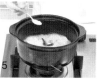
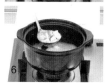

1. 锅中注入清水烧开，淋入少许料酒，倒入洗净的猪肚块，放入备好的瘦肉丁。
2. 搅拌匀，用大火煮约半分钟，汆去血渍，捞出食材，沥干水分，备用。
3. 砂锅中注入适量清水烧开，放入备好的姜片，倒入洗净的薏米、肉桂。
4. 倒入汆过水的材料，淋上料酒提味，煮沸后用小火煲煮约 60 分钟，至食材熟透。
5. 加入少许盐、鸡粉，拌匀调味，转中火续煮片刻，至汤汁入味。
6. 关火后盛出猪肚汤，装入碗中即成。

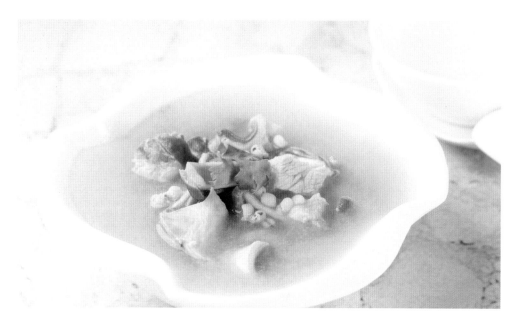

巴戟天

每日适用量：3 ～ 9克

主要成分：糖类、苷黄酮、氨基酸、少量蒽醌类及维生素C等。

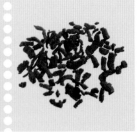

主要功效

巴戟天性温，味辛、甘，能补肾阳、壮筋骨、祛风湿，可用于阳痿、小腹冷痛、小便不禁、子宫虚冷、风寒湿痹、腰膝酸痛等症。另外，巴戟天提取物及其单体化合物具有抗抑郁作用，而且不良反应小，耐受性好。

食用建议

巴戟天选购以粒大、色黑、饱满的为佳，用时宜润透或蒸制，除去木质心，切片或用盐水炒用。巴戟天可用于治疗肾阳亏损而致的阳痿、腰痛等症，且其强筋骨、逐寒湿之力较好，也适宜于寒湿困于下焦、腰膝诸症；阴虚火旺及有热者忌服。

巴戟天猴头菇瘦肉汤

🍃 口味：鲜　烹饪方法：煮

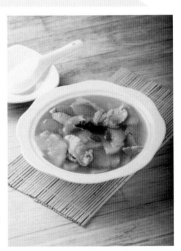

猪瘦肉	120 克	鸡粉	2 克
猴头菇	90 克	姜片	少许
巴戟天	10 克	水淀粉、食用油各适量	
盐	3 克		

1. 将猴头菇切小片；猪瘦肉切片，装入碗中，加入盐、鸡粉、水淀粉、食用油，腌渍约 10 分钟，至其入味。
2. 砂锅中注入水烧开，放入巴戟天、姜片、猴头菇片，煮至食材熟软。
3. 倒入腌渍好的猪瘦肉，搅拌匀，续煮至食材熟透。
4. 撇去浮沫，加入盐、鸡粉，拌匀，续煮至汤汁入味，关火后盛出，装碗即成。

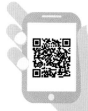

巴戟天炖鸡

🌿 口味：鲜　烹饪方法：炖

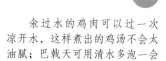

余过水的鸡肉可以过一次凉开水，这样煮出的鸡汤不会太油腻；巴戟天可用清水多泡一会儿，这样更易析出有效成分。

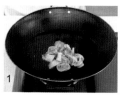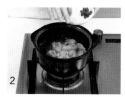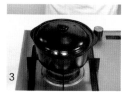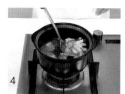

1　2　3　4

鸡肉 .... 500 克
巴戟天 .... 15 克
盐、鸡粉 .... 各 2 克
姜片、料酒 .... 各少许

1. 开水锅中，放入洗好的鸡肉，加入料酒，余去血水，捞出余煮好的鸡肉，沥干水分，备用。
2. 砂锅中注入适量清水烧开，放入余过水的鸡肉，倒入姜片、巴戟天。
3. 加入少许料酒，搅拌均匀，盖上盖，炖煮约 1 小时至食材熟透。
4. 揭开盖，加入少许盐、鸡粉，搅拌均匀，撇去浮沫，关火后盛出煮好的汤料，装入汤碗中即可。

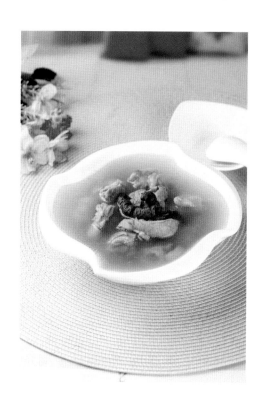

肉苁蓉

每日适用量：10 ~ 20 克

主要成分：微量生物碱及结晶性中性物质。

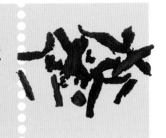

主要功效

肉苁蓉性温，味甘、酸、咸，归肾、大肠经，能补肾阳、益精血、润肠通便。可用于肾阳虚衰、精血不足之阳痿、遗精、白浊、尿频余沥、腰痛脚弱、耳鸣目花、月经延期、宫寒不孕、肠燥便秘等症。

食用建议

肉苁蓉分为淡苁蓉和咸苁蓉两种，淡苁蓉以个大身肥、磷细、颜色灰褐色、油性大、茎肉质软者为佳；咸苁蓉以色黑质糯、细磷粗条、体扁圆形者为佳。肉苁蓉生用润肠通便的效果佳，酒用则补肾阳、益筋骨的作用较显著。胃弱便溏、实热便秘者忌服。

肉苁蓉蒸鲈鱼

🌿 口味：鲜　烹饪方法：蒸

鲈鱼	350 克
肉苁蓉	15 克
枸杞	8 克
料酒	4 毫升
盐	2 克
姜片、葱段	各少许

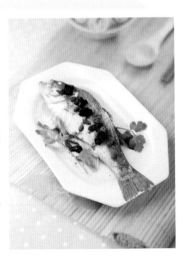

1. 将鲈鱼背部切开，装入盘中，填入部分姜片、葱段，撒上盐、料酒，抹匀，腌渍约 30 分钟，备用。
2. 去除姜片、葱段，将鲈鱼放入蒸盘，放上余下的姜片、葱段，再放上肉苁蓉、枸杞。
3. 蒸锅上火烧开，放入处理好的鲈鱼，用中火蒸约 20 分钟至熟。
4. 关火后取出蒸好的鲈鱼，拣出姜片、葱段即可。

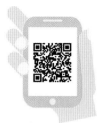

肉苁蓉茶

🍃 口味：清淡　烹饪方法：炖

肉苁蓉清水洗净后，放入清水中浸泡一会儿可减少杂质；第二次煮肉苁蓉时，时间可以相对缩短一些。

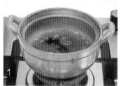 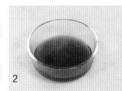 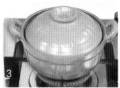 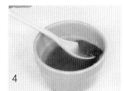

肉苁蓉 .... 10 克

1. 砂锅中注水烧开，放入洗净的肉苁蓉，用小火炖 15 分钟，至其析出有效成分。
2. 揭开盖子，把肉苁蓉药汁倒入碗中，备用。
3. 将肉苁蓉留在砂锅内，再向锅中加入适量清水，用小火续炖 10 分钟，至其完全析出有效成分。
4. 把煮好的肉苁蓉药汁倒入杯中，将第一次煮好的药汁倒入杯中混合匀即可。

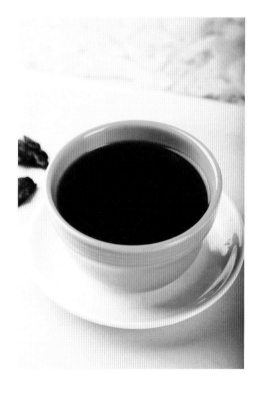

杜仲

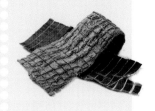

每日适用量：10 ~ 15 克

主要成分：杜仲胶、杜仲苷、京尼平、有机酸、维生素 C 及微量生物碱等。

主要功效

杜仲性温，味甘、微辛，具有补肝肾、强筋骨、安胎的功效，可用于肾虚腰痛、筋骨无力、妊娠漏血、胎动不安、高血压病等。另外，杜仲还能兴奋垂体——肾上腺皮质系统，增强肾上腺皮质功能。

食用建议

中老年人肾气不足、腰膝酸软、腿脚软弱无力、小便余沥不尽者宜食；妇女体质虚弱、肾气不固、习惯性流产者保胎时宜食；小儿麻痹后遗症、小儿行走过迟、两下肢无力者宜食；高血压患者宜食；阴虚火旺者慎服。将杜仲切细配上蒸馏酒，制成药酒，日常饮用有消除疲劳、滋养保健的作用。

杜仲桂枝粥

 口味：清淡　烹饪方法：煮

杜仲、桂皮.............. 各 15 克
薏米 .... 80 克
大米 .... 150 克

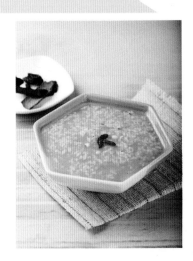

1. 砂锅中注入适量清水，放入杜仲、桂皮，烧开后用小火煮至药材析出有效成分，捞出。
2. 倒洗好的大米，再加入洗净的薏米，搅拌匀。
3. 盖上盖，烧开后用小火煮 30 分钟，至大米和薏米熟软。
4. 揭开盖，再用勺搅拌片刻，以防粘锅。
5. 关火后盛出，装入碗中即可。

杜仲猪腰

🍃 口味：鲜　烹饪方法：煮

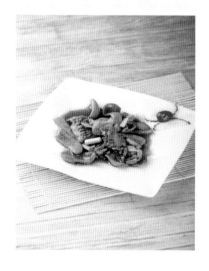

杜仲 ....10 克	生抽、水淀粉各 4 毫升
猪腰 ....200 克	姜片、葱段......各少许
料酒 ....16 毫升	食用油 ....适量
盐、鸡粉.........各 2 克	

1. 砂锅中注水，加入杜仲，煮至沸腾，滤出药汁，备用。
2. 开水锅中，倒入处理好的猪腰，淋入料酒，煮至沸，
   汆去血水，捞出，沥干水分，备用。
3. 用油起锅，放入姜片，爆香，倒入猪腰，略炒片刻，
   淋入料酒，倒入煮好的药汁，混合均匀。
4. 放入盐、鸡粉，淋入生抽、水淀粉，用勺搅拌片刻，
   关火后盛出，装入汤碗中，撒上葱段即可。

杜仲鹌鹑汤

🍃 口味：鲜　烹饪方法：煮

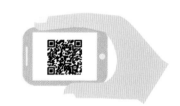

杜仲、红枣..............各 15 克
鹌鹑 ....150 克
淮山 ....20 克
料酒 ....6 毫升
枸杞、姜片................各少许
盐、鸡粉、高汤 ....各适量

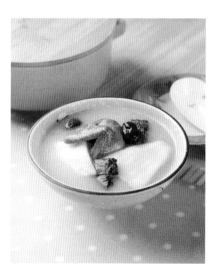

1. 开水锅中，放入鹌鹑，搅拌片刻，汆去血水，捞出，
   过一下凉水，备用。
2. 砂锅中倒入适量高汤，放入鹌鹑、杜仲、红枣、
   枸杞、姜片、淮山，稍微搅拌一会儿。
3. 盖上锅盖，用大火煮 15 分钟左右，转中火煮 2
   小时至食材熟软。
4. 揭开锅盖，加入少许料酒、盐、鸡粉，搅拌均匀，
   至食材入味，盛出，装入碗中即可。

补骨脂

每日适用量：5 ~ 10 克

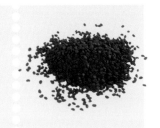

主要成分：挥发油、有机酸、甲基糖苷、碱溶性树脂、不挥发性萜类油、棉子糖等。

主要功效

补骨脂性温，味辛，可补肾助阳，常用于肾虚冷泻、遗尿、滑精、小便频数、阳痿、腰膝冷痛、虚寒喘嗽等症；外用可治白癜风。补骨脂所含的补骨脂乙素具有扩张冠状动脉的作用，其所含有的香豆精衍生物可使局部皮肤色素新生。另外，补骨脂对葡萄球菌和结核杆菌有一定的抑制作用。

食用建议

补骨脂有生补骨脂和盐补骨脂两种。市售的大部分都是盐补骨脂，其是将补骨脂与盐、水拌匀，微焖后，用小火炒至有香气，取出晾干制成的，可加强补肾的效果。此外，阴虚火旺者忌服补骨脂。

淮山补骨脂粥

口味：清淡　烹饪方法：煮

大米	120 克
淮山	40 克
补骨脂	10 克
盐、鸡粉	各 2 克

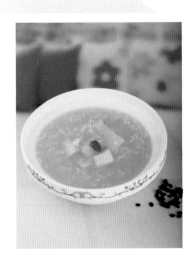

1. 将洗净的淮山切小块，备用。
2. 砂锅中加水烧开，倒入洗净的补骨脂，煮沸后用小火煮约15分钟，至其析出有效成分，捞出药材及其杂质。
3. 倒入大米、淮山，轻轻搅拌匀，烧开后用小火煲煮约30分钟，至米粒熟透。
4. 加入少许盐、鸡粉，拌匀调味，转中火拌煮片刻，至米粥入味。
5. 关火后盛出，装入碗中即成。

棒骨补骨脂莴笋汤

🌿 口味：鲜 　烹饪方法：煮

指导

氽煮猪棒骨时，最好淋入少许白酒，这样可以减轻其腥味；猪骨不能用热水清洗，否则大量的肌溶蛋白就会流失。

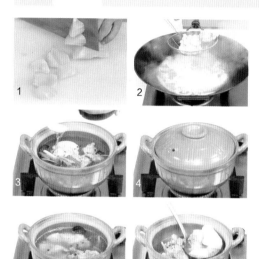

猪棒骨	170 克
莴笋	130 克
补骨脂	10 克
盐、鸡粉	各 2 克
料酒	4 毫升

姜片、葱段、草果、八角各少许

1. 去皮洗净的莴笋切滚刀块，备用。
2. 热水锅中，倒入猪棒骨，煮约 2 分钟，氽去血水，捞出，沥干水分，备用。
3. 砂锅注水烧热，倒入猪棒骨、补骨脂、姜片、葱段、草果、八角，淋入料酒。
4. 盖上盖，烧开后用小火煮约 1 小时，至药材析出有效成分。
5. 揭盖，倒入切好的莴笋块，搅拌匀，用小火续煮约 15 分钟，至食材熟透。
6. 加入少许鸡粉、盐，拌匀，略煮片刻至食材入味，关火后盛出，装入碗中即成。

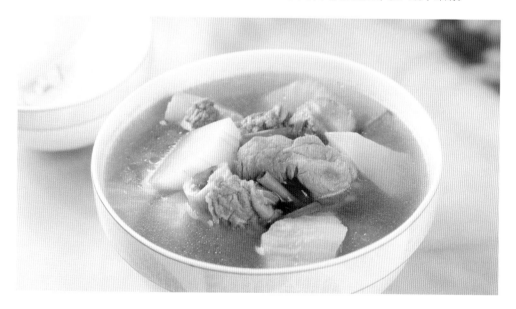

169

玄参

每日适用量：9 ~ 15克

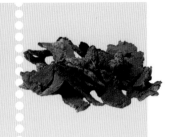

主要成分：生物碱、糖类、甾醇、氨基酸、脂肪酸、微量挥发油、胡萝卜素等。

主要功效

玄参性微寒，味甜、微苦，归脾、胃、肾经，能滋阴降火、除烦解毒，主治热病伤阴、舌绛烦渴、发斑、骨蒸劳热、夜寐不宁、自汗盗汗、津伤便秘、吐血衄血、咽喉肿痛、痈肿、瘰疬、温毒发斑、目赤、白喉、疮毒等病症。

食用建议

玄参选购当以支条肥大、皮细、质坚、芦头修净、肉色乌黑者为佳；支条小、皮粗糙、带芦头者次之。产后如需用凉药时，若嫌知母太寒，可用玄参代替。脾胃有湿及脾虚便溏者忌服玄参。

蜂房玄参汤

🌿 口味：清淡　烹饪方法：煮

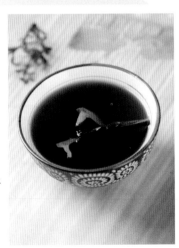

蜂房 3克
玄参 6克
骨碎补 8克

1. 砂锅中注入适量清水，倒入玄参。
2. 加入备好的蜂房、骨碎补。
3. 盖上盖，用大火煮开后转小火续煮30分钟，至药材析出有效成分。
4. 揭盖，搅拌均匀。
5. 关火后盛出煮好的药茶，装入碗中即可。

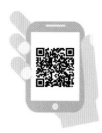

玄参增液饮

口味：甜　烹饪方法：煮

本品在烹制时，可将药材放入隔渣袋，这样更方便饮用；砂锅中水不宜加太多，以免冲淡药材的药性。

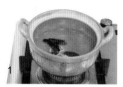
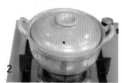
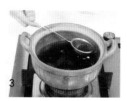
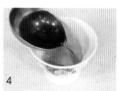

玄参、麦冬................各2克
生地.............................3克
蜂蜜.............................少许

1. 砂锅中注入适量清水，用大火烧热，倒入备好的玄参、麦冬、生地。
2. 盖上锅盖，用大火煮20分钟至其析出有效成分。
3. 关火后揭开盖，将药材捞干净。
4. 将药汁盛入杯中，加入蜂蜜，搅匀即可。

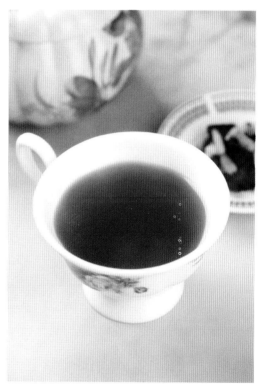

女贞子

每日适用量：6 ~ 15 克

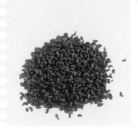

主要成分：女贞苷、橄榄苦苷、羟基橄榄苷、洋丁香酚苷、表金银花苷、花旗松素、槲皮素、齐墩果酸、熊果酸、女贞子酸、女贞苷酸等。

主要功效

女贞子性平，味甘、微苦，具有补肝肾、强腰膝的功效，常可用于阴虚内热、头晕目花、耳鸣、腰膝酸软、须发早白等症。女贞子的甲醇、水提取物均具有抗变异活性；女贞子煎剂不仅有显著的抑制突变的作用，还对金黄色葡萄球菌、伤寒杆菌、绿脓杆菌和大肠杆菌等均有抑制作用。

食用建议

女贞子选购宜以粒大、饱满、色蓝黑、质坚实者为佳，加工方法以晒干为佳，但煮后易于干燥，故生晒后所得佳品较为少见。本品以黄酒拌后蒸制，可增强滋补肝肾作用，并使苦寒之性减弱，避免滑肠。脾胃虚寒、泄泻及阳虚者忌服女贞子。

女贞子山楂茶

🍃 口味：酸　烹饪方法：煮

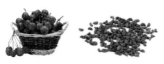

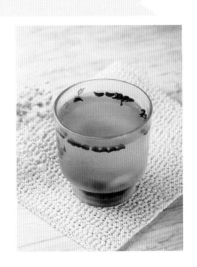

山楂 .... 20 克
女贞子 .... 8 克

1. 砂锅中注入适量清水烧开，放入洗好的山楂、女贞子，搅拌匀。
2. 盖上盖，煮沸后用小火煮约 10 分钟，至其析出有效成分。
3. 揭盖，搅拌匀，转中火略煮片刻，关火后盛出煮好的药茶。
4. 装入杯中，趁热饮用即可。

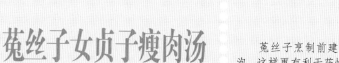

菟丝子女贞子瘦肉汤

口味：清淡　烹饪方法：炖

指导

菟丝子烹制前建议用水浸泡，这样更有利于药性的发挥。女贞子用水洗净后用纱袋装好，可防止汤中留下过多杂质。

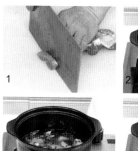

1

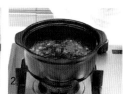

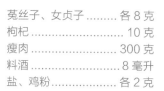

3

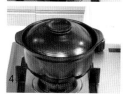

4

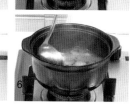

5

6

菟丝子、女贞子 .... 各 8 克
枸杞 .... 10 克
瘦肉 .... 300 克
料酒 .... 8 毫升
盐、鸡粉 .... 各 2 克

1. 瘦肉切条，改切成丁。
2. 砂锅注入适量清水烧开，放菟丝子、女贞子和枸杞。
3. 倒入瘦肉丁，搅散开。
4. 淋入适量料酒，拌匀，盖上盖，烧开后小火炖 40 分钟至熟。
5. 揭开盖子，放入盐、鸡粉。
6. 用锅勺拌匀调味，将煮好的汤料盛入汤碗中即成。

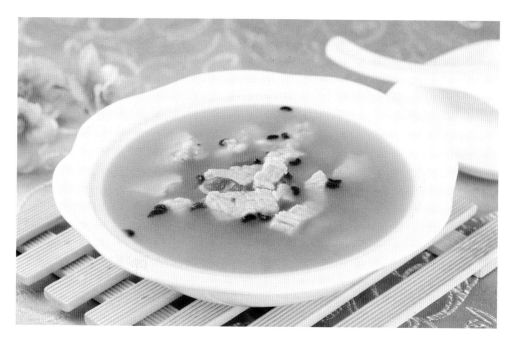

枸杞

每日适用量：5～10 克

主要成分：多种维生素、β－谷甾醇、蛋白质、烟酸、酸浆红素以及铁、钙、磷、镁、锌等多种矿物质元素。

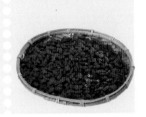

主要功效

枸杞性平，味甘，具有滋肾、润肺、补肝、明目的功效，可用于肝肾阴亏、腰膝酸软、头晕目眩、目昏多泪、虚劳咳嗽、消渴、遗精等症。枸杞能提高巨噬细胞率及 T 淋巴细胞转化率，具有调节免疫功能的作用，多用于老年性疾病及虚损型疾病。

食用建议

选购枸杞时要以粒大、肉厚、种子少、色红、质柔软者为佳。值得注意的是，如果枸杞的红色太过鲜亮，可能被硫磺熏过，品质可能已受到影响，吃起来也会有酸味，须避免。外邪实热、脾虚有湿及泄泻者忌服枸杞。

蚕豆枸杞粥

口味：清淡　烹饪方法：煮

大米 .... 180 克
蚕豆 .... 60 克
枸杞 ....少许

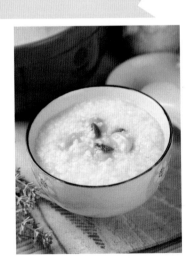

1. 砂锅中注入适量清水烧热，倒入洗净的大米。
2. 放入备好的蚕豆，搅拌一会儿，使米粒散开。
3. 盖上锅盖，大火烧开后改小火煮约 20 分钟，至米粒变软。
4. 揭开锅盖，撒上洗净的枸杞，拌匀。
5. 盖上锅盖，用中小火续煮约 10 分钟，至食材熟透。
6. 揭开锅盖，搅拌几下，关火后盛出煮好的枸杞粥。
7. 装在备好的小碗中，稍微冷却后食用即可。

枸杞海参汤

🍃 口味：鲜　烹饪方法：煮

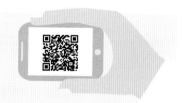

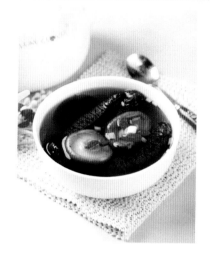

海参	300 克
香菇	15 克
枸杞	10 克
盐、鸡粉	各 2 克
料酒	5 毫升
姜片、葱花	各少许

1. 砂锅中注入适量清水，用大火烧热，放入备好的海参、香菇、枸杞、姜片，淋入少许料酒，搅拌片刻。
2. 盖上锅盖，煮开后转小火煮 1 小时左右，至食材熟透。
3. 掀开锅盖，加入少许盐、鸡粉，搅拌匀，煮开，使食材入味。
4. 关火，将煮好的枸杞海参汤盛出，装入碗中，撒上适量葱花即可。

枸杞羊肝汤

🍃 口味：鲜　烹饪方法：煮

羊肝	200 克
枸杞	10 克
盐、鸡粉	各 2 克
料酒	10 毫升
姜丝、葱花	各少许
胡椒粉、食用油	各适量

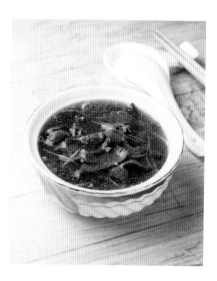

1. 处理干净的羊肝切成片，放入沸水锅中，煮至沸，氽去血水，捞出，沥干水分，备用。
2. 砂锅中注水烧开，放入姜丝、枸杞、羊肝片、料酒，烧开后用小火煮 20 分钟，至食材熟透。
3. 放入少许盐、鸡粉、胡椒粉、食用油，搅拌均匀，至食材入味。
4. 盛出煮好的羊肝汤，撒上葱花即可。

桑葚

每日适用量：30 ~ 50 克

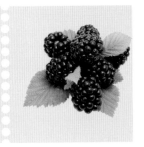

主要成分：糖类、鞣酸、苹果酸及维生素 B_1、维生素 B_2、维生素 C 和胡萝卜素。

主要功效

桑葚性寒，味甘，能补肝、益肾、息风、滋阴，可用于治疗肝肾阴亏、消渴、便秘、目暗、耳鸣、瘰疬、关节不利等病症。另外，桑葚有改善皮肤血液供应、营养肌肤、使皮肤白嫩及乌发等作用，并能延缓衰老，是中老年人健体美颜、抗衰老的佳果。

食用建议

桑葚中含有溶血性过敏物质及透明质酸，过量食用后容易发生溶血性肠炎；少年儿童不宜多食桑葚，因为桑葚内含有较多的胰蛋白酶抑制物——鞣酸，会影响人体对铁、钙、锌等物质的吸收；脾虚便溏者亦不宜吃桑葚；桑葚含糖量高，糖尿病患者应忌食桑葚。桑葚有黑白两种鲜食，以紫黑色为补益上品。

桑葚乌鸡汤

🌿 口味：鲜 烹饪方法：煮

乌鸡块 .... 400 克
竹笋 .... 80 克
桑葚 .... 8 克
料酒 .... 7 毫升
盐、鸡粉 .... 各 2 克
姜片、葱段 .... 各少许

1. 将竹笋切成薄片，备用。
2. 锅中注水烧热，倒入竹笋片，煮约 3 分钟，去除涩味，捞出，沥干水分，备用。
3. 再倒入乌鸡块，略煮，氽去血水，捞出，沥干。
4. 砂锅中注水烧开，倒入姜片、葱段、桑葚、乌鸡块、竹笋片、料酒，煮至食材熟软。
5. 加入盐、鸡粉，搅拌均匀，至食材入味，盛出，装碗即可。

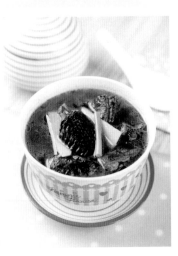

桑葚莲子银耳汤

🌿 口味：甜　烹饪方法：煮

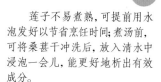

莲子不易煮熟，可提前用水泡发好以节省烹饪时间；煮汤前，可将桑葚干冲洗后，放入清水中浸泡一会儿，能更好地析出有效成分。

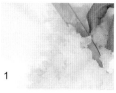
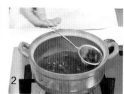
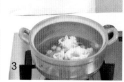
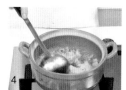

1　2　3　4

桑葚干............................5 克
莲子............................70 克
银耳........................120 克
冰糖..........................30 克

1. 洗好的银耳切成小块，备用。
2. 砂锅中注入适量清水烧开，倒入桑葚干，用小火煮 15 分钟，至其析出营养物质，捞出桑葚。
3. 倒入洗净的莲子，加入切好的银耳，用小火再煮 20 分钟，至食材熟透。
4. 倒入冰糖，搅拌匀，用小火煮至冰糖溶化，关火后将汤料盛出，装入碗中即可。

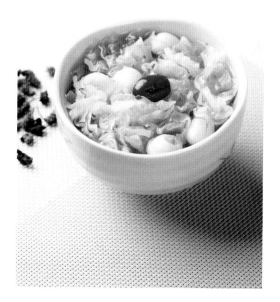

黄精

每日适用量：9 ~ 15克

主要成分：甾体皂苷、生物碱、糖类、黄精多糖、低聚糖、黏液质及多种氨基酸等。

主要功效

黄精味甘，性平，具有补气养阴、健脾、润肺、益肾的功效，用于脾胃虚弱、体倦乏力、口干食少、肺虚燥咳、精血不足、内热消渴等症。另外，黄精对抗酸菌有抑制作用，且能改善健康状况，对疱疹病毒也有抑制作用。

食用建议

黄精选购以块大、肥润、色黄、断面透明者为佳，味苦的不能药用。现在有些地区将黄精直接采集，切片食用，但服用黄精最好"九蒸九晒"，经过加工后食用，以免产生不良的毒副作用。虚寒泄泻、痰湿、痞满、气滞者忌服黄精。

黄精瘦肉汤

🌿 口味：鲜　烹饪方法：炖

黄精 .... 20 克
猪瘦肉 .... 200 克
盐、鸡粉 .... 各 2 克
料酒 .... 8 毫升
姜片、葱花 .... 各少许

1. 洗净的猪瘦肉切厚片，再切成条，改切成丁。
2. 砂锅中注入适量清水烧开，倒入洗净的黄精，放入猪瘦肉丁，淋入料酒，搅拌匀，放入姜片。
3. 盖上盖，烧开后用小火炖30分钟，至食材熟透，揭开盖，放入适量盐、鸡粉，搅拌片刻，至食材入味。
4. 关火后盛出煮好的汤料，装入碗中，撒上葱花即可。

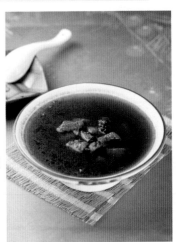

黄精糙米粥

口味：甜　烹饪方法：煮

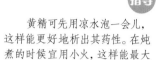

黄精可先用凉水泡一会儿，这样能更好地析出其药性。在炖煮的时候宜用小火，这样能最大限度地保留黄精的药性成分。

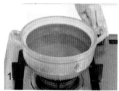 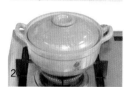 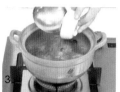 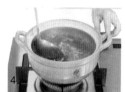

黄精 .... 8 克
糙米 .... 250 克
红糖 .... 10 克

1. 砂锅中注入适量清水，用大火烧热。
2. 倒入备好的糙米、黄精，搅拌均匀，盖上锅盖，烧开后转小火煮约 90 分钟。
3. 揭开锅盖，加入少许红糖。
4. 搅拌均匀，至食材入味，关火后将煮好的粥盛出，装入碗中即可。

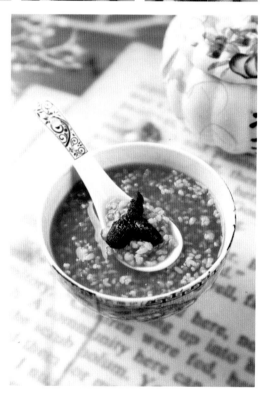

石斛

每日适用量：6 ~ 12 克

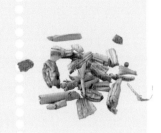

主要成分：石斛碱、石斛胺、石斛次碱、石斛星碱、石斛因碱、6—羟石斛星碱、黏液质、糖类。

主要功效

石斛性微寒，味甘，归胃、肾、肺经，可填补肾精、生津益胃、清热养阴，适用于热病伤津、口干烦渴、病后虚热、阴伤目暗等症。并且，石斛能降低丙氨酸转氨酶、天氢氨酸转氨酶等酶的活性，使血清总蛋白、白蛋白升高，对肝脏有明显的保护作用。

食用建议

石斛选购当以圆柱形、色黄绿、味微苦而回甜、嚼之有黏性者为佳品。若着重清热、生津、解渴，鲜石斛药效较好。虚而无热者禁用；湿热病尚未化燥者不宜使用；舌苔厚腻、便溏者也需小心使用。

玉竹石斛粥

🍃 口味：清淡　烹饪方法：煮

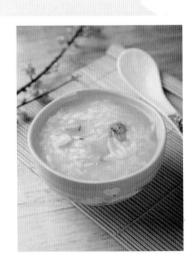

大米 .... 120 克
石斛、玉竹 .... 各 10 克

1. 洗净的玉竹切小段，备用。
2. 砂锅中注入适量清水烧热，倒入备好的玉竹、石斛，用大火煮至沸。
3. 倒入洗好的大米，搅拌均匀。
4. 盖上盖，用小火煮约 30 分钟至熟。
5. 揭开盖，搅拌均匀。
6. 关火后盛出煮好的粥，装入备好的碗中即可。

石斛冬瓜老鸭汤

口味：鲜　烹饪方法：炖

指导

煮冬瓜时，煮至其呈半透明状为宜；此外，煮汤时水不可加太多，以免降低石斛的药效。

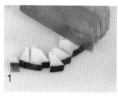
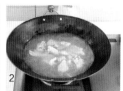
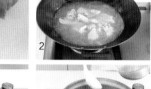
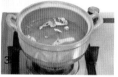
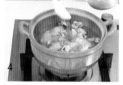
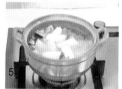
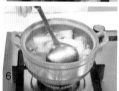

鸭肉块 .... 500 克
冬瓜 .... 240 克
石斛 .... 10 克
料酒 .... 16 毫升
盐、鸡粉 .... 各 2 克
姜片、葱花 .... 各少许

1. 洗净的冬瓜切成块。
2. 开水锅中，倒入鸭肉块，淋入料酒，拌匀，煮至沸，氽去血水，捞出，沥干水分，备用。
3. 砂锅中注入适量清水烧开，放入洗净的石斛，撒入姜片。
4. 倒入氽过水的鸭肉块，淋入料酒，烧开后用小火炖 30 分钟，至食材熟软。
5. 放入切好的冬瓜块，用小火续炖 20 分钟，至全部食材熟透。
6. 放入盐、鸡粉，调味，关火后盛出煮好的汤料，装入汤碗中，撒入葱花即可。

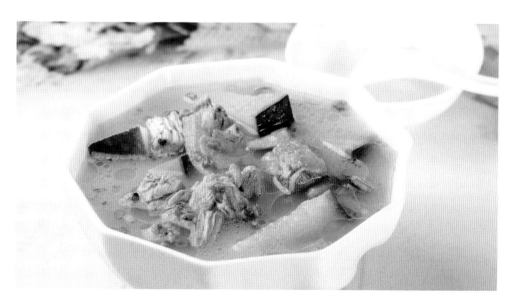

山茱萸

每日适用量：5 ~ 10克

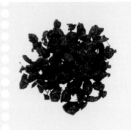

主要成分：山茱萸苷、番木鳖苷、皂苷、鞣质、维生素A样物质、没食子酸、苹果酸、酒石酸。

主要功效

山茱萸性微温，味酸，具有补肝肾、涩精气、固虚脱的功效，可用于治疗腰膝酸痛、眩晕、耳鸣、阳痿、遗精、小便频数、肝虚寒热、虚汗不止、心悸脉散、崩漏带下、内热消渴、月经过多等病症。

食用建议

山茱萸选购宜以无核、皮肉肥厚、色红油润者为佳。本品补力足，药性平和，敛正气而不敛邪气，又能流通血脉，体虚者尤其适宜。山茱萸性温，味酸涩，湿热、小便不利者不宜食用。

山茱萸绞股蓝茶

🍃 口味：苦　烹饪方法：煮

山茱萸............................8克
绞股蓝............................5克

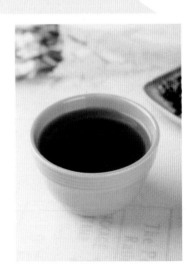

1. 砂锅中注入适量清水，大火烧开。
2. 倒入洗净的山茱萸、绞股蓝，搅匀。
3. 盖上盖，用小火煮20分钟，至药材析出有效成分。
4. 揭开盖，搅拌片刻。
5. 将煮好的药茶盛出，滤入碗中，趁热饮用即可。

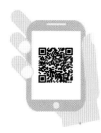

山茱萸粥

🍃 口味：清淡　烹饪方法：煮

将山茱萸用隔渣袋包好后再使用，不仅方便捞出，还能减少杂质；山茱萸清香味较浓，不宜放凉后食用，以免影响口感。

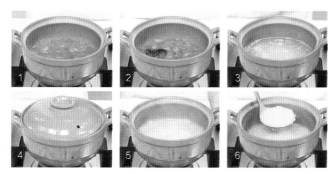

大米 .... 150 克
山茱萸 .... 15 克

1. 砂锅中注入适量清水烧开。
2. 放入洗净的山茱萸，煮沸后用小火煮约 15 分钟，至药材析出有效成分。
3. 揭盖，捞出药材及其杂质，倒入洗净的大米，搅拌匀。
4. 盖好盖，用大火烧开后转小火续煮约 30 分钟，至米粒熟透。
5. 取下盖，用中火拌煮片刻。
6. 关火后盛出煮好的米粥，装入汤碗中，待稍微冷却后即可食用。

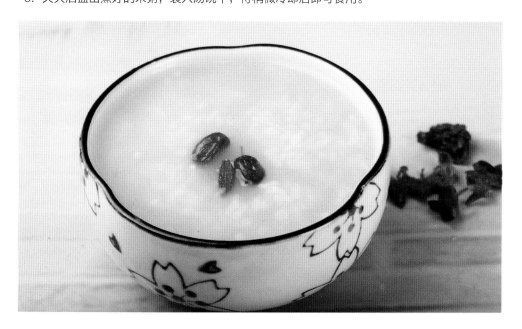

金樱子

每日适用量：4.5 ~ 9 克

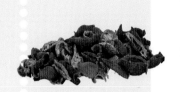

主要成分：柠檬酸、苹果酸、鞣质、树脂、维生素C、皂苷以及还原糖、蔗糖和少量糖类。

主要功效

金樱子性平，味酸、涩，可固精涩肠、缩尿止泻，适用于滑精、遗尿、脾虚泻痢、肺虚喘咳、自汗、盗汗、崩漏带下等症。金樱子含鞣质，对金黄色葡萄球菌、大肠杆菌有很高的抑菌作用，对绿脓杆菌也有效。

食用建议

金樱子选购以个大、色红黄、去净毛刺者为佳。金樱根为金樱子的干燥根，性味、功用和用量与金樱子同，都有收敛固涩的作用，可代金樱子用，区别为金樱子多用于敛精止泻，金樱根多用于妇科血证、月经过多。有实火、邪热者忌服金樱子；多服、久服会有便秘和轻度腹痛等反应。

金樱子大米粥

🍃 口味：清淡　烹饪方法：煮

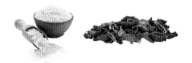

金樱子 .... 5 克
大米 .... 300 克

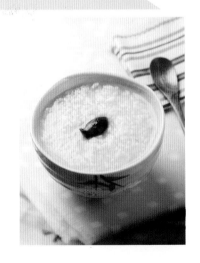

1. 砂锅中注入适量清水，用大火烧热。
2. 倒入备好的金樱子、大米。
3. 盖上锅盖，烧开后转小火煮 1 小时至大米熟软。
4. 揭开锅盖，搅拌均匀，关火后盛出煮好的粥，装入碗中即可。

金樱子黄芪牛肉汤

🌿 口味：鲜　烹饪方法：煮

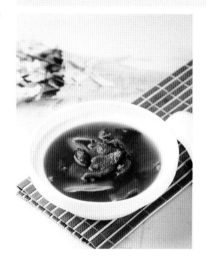

牛肉 .... 300 克
金樱子 .... 20 克
黄芪 .... 15 克
料酒 .... 20 毫升
鸡粉、盐 .... 各 2 克
姜片、葱花 .... 各少许

1. 处理干净的牛肉切成片，备用。
2. 锅中注水，放入牛肉片，淋入料酒，拌匀，煮至沸，
   汆去血水，捞出，沥干水分，备用。
3. 砂锅中注入适量清水烧开，放入姜片、金樱子、黄芪、
   牛肉片，加入料酒，烧开后用小火煮 30 分钟至熟。
4. 放入盐、鸡粉，拌匀调味，关火后把煮好的汤料盛出，
   装入碗中撒上葱花即可。

金樱子鲫鱼汤

🌿 口味：鲜　烹饪方法：煎、煮

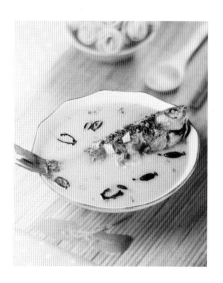

鲫鱼 .... 400 克
金樱子 .... 20 克
盐、鸡粉 .... 各 3 克
料酒 .... 10 毫升
姜片、葱花 .... 各少许
食用油 .... 适量

1. 用油起锅，放入宰杀处理干净的鲫鱼，煎出焦
   香味，晃动炒锅，煎约 3 分钟至其呈焦黄色。
2. 放入姜片，淋入料酒，加入适量开水，放入金樱子、
   盐、鸡粉，拌匀调味。
3. 盖上盖，用小火焖煮约 10 分钟至食材熟透。
4. 关火后盛出煮好的汤料，撒上葱花即可。

何首乌

每日适用量：10～15克

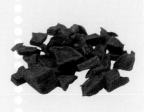

主要成分：蒽醌类化合物（主要为大黄素、大黄酚或大黄素甲醚，大黄酸等）、芪类化合物（白藜芦醇、云杉新式）、没食子酸、β-谷淄醇、卵磷脂等。

主要功效

何首乌性微温，味苦、甘、涩，归肝、肾经，能补肝益肾、养血祛风，可用于肝肾阴亏、发须早白、血虚头晕、腰膝软弱、筋骨酸痛、遗精、崩带、久疟久痢、慢性肝炎、痈肿、瘰疬、肠风、痔疾等。

食用建议

何首乌选购当以个大、体重、质坚实、断面无裂隙、显粉性者为佳。本品配酸枣仁，可滋心阴、宁心神；配生地，可养血补阴；配天门冬、麦冬，可清虚火、养心阴；配羌活、独活，可祛风胜湿、舒通关节；燥属实火者慎服何首乌。

淡菜何首乌鸡汤

🍃 口味：鲜　烹饪方法：煮

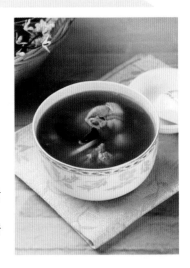

淡菜 50克	鸡粉、盐 各2克
何首乌 10克	料酒 10毫升
陈皮 7克	姜片 ....少许
鸡腿块 180克	

1. 锅中注入适量清水烧开，倒入洗净的鸡腿块，搅散，煮至沸，汆去血水，捞出，沥干水分，备用。
2. 砂锅中倒水烧开，放入鸡腿块、淡菜、何首乌、陈皮、姜片，淋入料酒，烧开后用小火续煮30分钟，至食材熟透。
3. 放入少许盐、鸡粉，搅拌片刻，至食材入味，关火后盛出煮好的汤料，装入碗中即可。

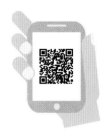

何首乌黑豆煲鸡爪

口味：鲜　烹饪方法：炖

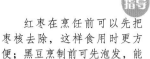

红枣在烹饪前可以先把枣核去除，这样食用时更方便；黑豆烹制前可先泡发，能有效缩短炖汤时间，保存汤汁营养。

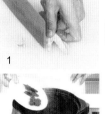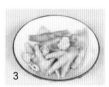

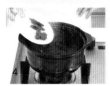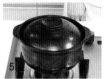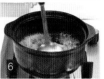

何首乌、红枣 .... 各 10 克
黑豆 .... 80 克
鸡爪 .... 200 克
猪瘦肉 .... 100 克
料酒 .... 20 毫升
盐、鸡粉 .... 各 2 克

1. 洗好的猪瘦肉切成片；处理好的鸡爪切去爪尖。
2. 开水锅中，放入处理好的猪瘦肉、鸡爪，淋料酒，搅匀，煮至沸，氽去血水。
3. 将氽煮好的食材捞出，沥干，备用。
4. 砂锅中注水烧开，倒入何首乌、红枣、黑豆、猪瘦肉片、鸡爪，淋料酒，搅拌均匀。
5. 烧开后盖上盖用小火炖 40 分钟，至食材熟透，加入少许盐、鸡粉。
6. 搅拌片刻，至食材入味，关火后盛出锅中的食材，装入碗中即可。

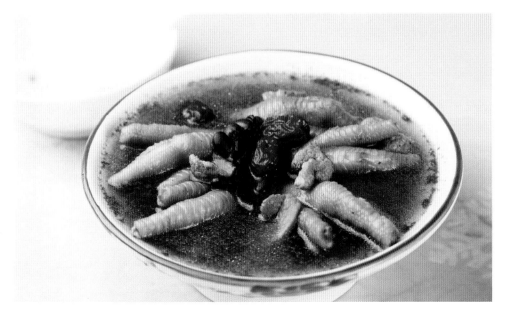

五味子

每日适用量：1.5 ~ 6 克

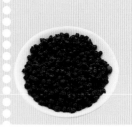

主要成分：蛋白质、糖分、柠檬酸、酒石酸、油脂、挥发油、苹果酸及多种维生素等。

主要功效

五味子可敛肺、滋肾、生津、收汗、涩精，用于治疗虚寒喘咳、久泻久痢而属肾虚者，治汗多而致血气耗散、体倦神疲 治神经衰弱，取其有强壮和兴奋神经系统的作用，适用于过度虚乏、脑力劳动能力降低、记忆力和注意力减退者。

食用建议

五味子选购当以紫红色、粒大、肉厚、有油性及光泽者为佳。五味子滋补宜熟用，治虚火宜生用。外有表邪、内有实热，或咳嗽初起、痧疹初发者忌服五味子；有较显著的高血压病和动脉硬化的患者慎用五味子。

五味子炖猪肝

🍃 口味：鲜　烹饪方法：炖

猪肝 ....200 克	盐、鸡粉.........各 2 克
红枣 ....20 克	生抽 ....4 毫升
五味子...............10 克	料酒 ....10 毫升
姜片 ....15 克	

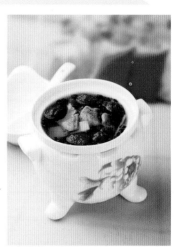

1. 处理好的猪肝切成片。
2. 开水锅中，倒入猪肝片，搅散，煮至沸，余去血水，捞出，装入炖盅里，备用。
3. 开水锅中，放入姜片、五味子、红枣、料酒、盐、鸡粉、生抽，搅拌均匀，煮至沸，将汤料盛入炖盅里。
4. 把炖盅放入烧开的蒸锅中，用中火炖 1 小时，至食材熟透，取出炖盅即可。

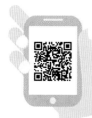

五味子桂圆粥

🌿 口味：甜　烹饪方法：煮

指导

汤煮好后，可用细网格的滤网滤去药渣，或将药材放入药渣袋里面，以避免残留的药渣影响粥的口感。

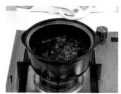
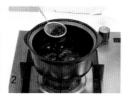
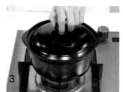
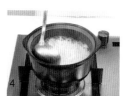

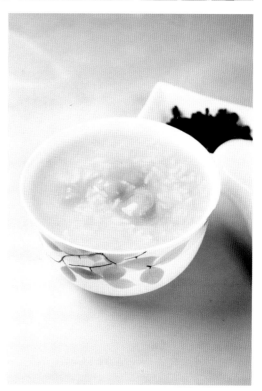

五味子 .... 10 克
桂圆肉 .... 20 克
大米 .... 150 克
白糖 .... 15 克

1. 砂锅中注入适量清水烧开，放入洗净的五味子。

2. 用小火煮约20分钟至其析出有效成分，捞出五味子。

3. 倒入洗好的桂圆肉、大米，用勺轻轻搅拌，盖上盖，用小火煮约30分钟至食材熟软。

4. 加入白糖，拌匀，煮至溶化，关火后盛出煮好的粥，装入碗中即可。

189

冬虫夏草

每日适用量：3 ~ 15 克

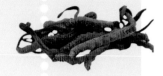

主要成分：虫草酸、脂肪、蛋白质、粗纤维、冬虫夏草素、糖类、维生素 B_{12} 等。

主要功效

冬虫夏草性温，味甘，具有补虚损、益精气、止咳嗽、补肺肾之功效，主治肺肾两虚、精气不足、阳痿遗精、咳嗽气短、自汗盗汗、腰膝酸软、劳嗽痰血、病后虚弱等症。冬虫夏草还有抗病原微生物、镇静解毒、调节免疫、平喘及祛痰、抗癌、抗肿瘤等作用。

食用建议

冬虫夏草选购当以完整、虫体丰满肥大、类白色、气微腥、味微苦者为佳。冬虫夏草的营养价值高于人参，属温热性药材，所配药膳最好选用猪、羊、鸡、牛等温血性动物，效果最佳。感冒风寒引起的咳嗽者及肺热咳血者不宜用冬虫夏草。

虫草红枣炖甲鱼

口味：鲜　烹饪方法：煮

甲鱼块 .... 600 克
姜片 .... 10 克
盐、鸡粉 .... 各 2 克
料酒 .... 5 毫升
冬虫夏草、红枣、蒜瓣各少许

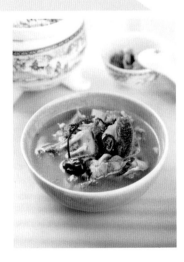

1. 砂锅中注入适量清水烧开，倒入洗净的甲鱼块。
2. 放入洗好的红枣、冬虫夏草，放入姜片、蒜瓣，搅拌均匀，用大火煮开后转小火续煮 1 小时至食材完全熟透。
3. 加入盐、料酒，拌匀，放入鸡粉，拌匀，关火后盛出，装入碗中即可。

杏仁虫草鹌鹑汤

🍃 口味：鲜　烹饪方法：炖

余煮鹌鹑时可以加入适量姜片和料酒，这样能有效去除腥味；杏仁尖味苦，煮汤前可把杏仁尖去掉，以免影响菜肴的口感。

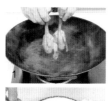
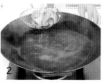
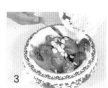

鹌鹑 .... 200 克
杏仁 .... 8 克
蜜枣 .... 10 克
冬虫夏草 .... 3 克
盐、鸡粉 .... 各 2 克
料酒 .... 5 毫升
高汤 .... 适量

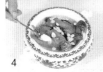
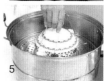
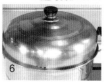

1. 沸水锅中放入处理好的鹌鹑，略煮一会儿，余去血水。
2. 捞出余煮好的鹌鹑，备用。
3. 将余过水的鹌鹑放入炖盅，倒入备好的蜜枣、杏仁、冬虫夏草。
4. 注入适量高汤，加入盐、鸡粉、料酒。
5. 将炖盅放入烧开的蒸锅中。
6. 盖上盖，用小火炖 1 小时至食材熟透，揭盖，取出炖盅即可。

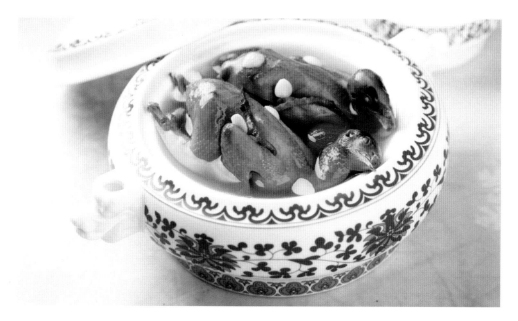

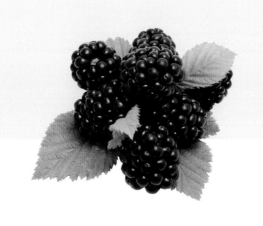

Part4

不同人群，
补虚有诀窍

肾虚存在于各类人群中，几乎所有的健康问题都与肾虚有关。男人肾好，健康才有保障；女人肾好，才能靓丽美艳；老人肾好，衰老才会变缓；小儿肾好，生长发育才没有障碍。然而生活中，肾虚的人却越来越多。肾虚不仅会造成男性神疲乏力、女性内分泌失调，还会使老人过早出现衰老症状、小孩发育不良。肾虚的危害如此之大，补肾已刻不容缓。但是，掌握不同人群的养肾关键点才能达到最佳的食疗效果。本章专为不同人群提供不同的补肾小窍门及多样食疗方，让食补调养更有针对性。

男性肾虚

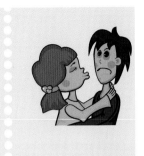

　　工作压力大、加班熬夜、抽烟喝酒、房事过度等是造成男性肾虚的主要原因。男性肾虚主要表现为神疲乏力、性欲减退、早泄、遗精、不育、腰酸痛、膝酸软、畏寒、肢冷、夜尿频数、皮肤干燥等。

补肾原则

1. 多食富含维生素 C 的水果。西红柿、柠檬、苹果等，可使老化的精子再度充满活力。
2. 适当补充锌元素。锌元素大量存在于男性睾丸中，参与精子的整个生成、成熟和获能的过程，补充锌元素不仅能提高精子活性、增强抵抗力，还能降低前列腺炎的发生率。
3. 常食补肾的食物。韭菜、黑芝麻、秋葵等，是补肾填精的食疗佳品。
4. 改变不良生活习惯，戒除烟酒等不良嗜好。
5. 适当参加体育锻炼，劳逸结合，以调节整体的阴阳平衡。

肚条烧韭菜花

🍃 口味：鲜　烹饪方法：炒

熟猪肚............300 克	料酒..................5 毫升
韭菜花............200 克	水淀粉..................少许
红椒................10 克	食用油..................适量
青椒................15 克	盐、鸡粉、胡椒粉各 2 克

1. 洗净的韭菜花切成段；去籽的红椒、青椒切成条。
2. 熟猪肚切成条，备用。
3. 用油起锅，倒入切好的猪肚，淋入料酒，炒匀。
4. 放入切好的青椒条、红椒条，炒匀。
5. 倒入韭菜花，加入盐、鸡粉、胡椒粉，炒匀。
6. 倒入适量水淀粉，翻炒均匀至食材入味，关火后盛出，装入盘中即可。

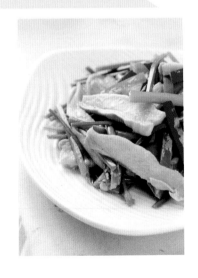

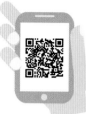

酸甜柠檬红薯

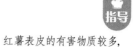

🍂 口味：酸甜　烹饪方法：煮

指导
红薯表皮的有害物质较多，所以最好把皮去掉再烹饪；白糖烹制的时候要掌握好火候，以免烧糊。

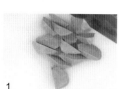
1

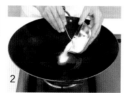
2

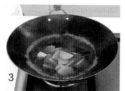
3

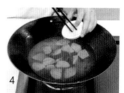
4

红薯 .... 200 克
柠檬汁 .... 40 克
白糖 .... 5 克
食用油 ....适量

1. 将洗净去皮的红薯切滚刀块，备用。
2. 用油起锅，加入白糖，炒匀，用小火炒至溶化，呈暗红色。
3. 注入适量清水，拌匀，用大火煮沸，倒入切好的红薯，搅拌均匀，烧开后用小火煮 30 分钟。
4. 倒入柠檬汁，拌匀，用大火略煮，关火后盛出煮好的汤水即可。

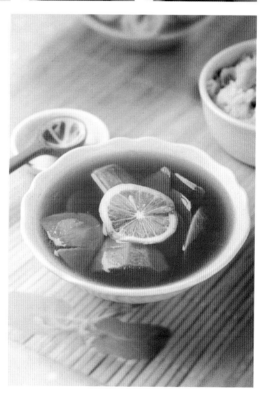

浇汁山药盒

🌿 口味：鲜　烹饪方法：蒸

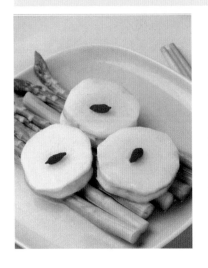

芦笋 ....160 克	鸡粉、盐 ....各 3 克
山药 ....120 克	葱花、姜末、蒜末 .....各少许
肉末 ....70 克	生粉、水淀粉、食用油各适量
高汤 ....250 毫升	

1. 去皮山药切成片；芦笋切除根部；肉末中加入调料，制成肉馅。
2. 开水锅中，加盐、鸡粉、食用油、芦笋，煮至其断生。
3. 山药片滚上生粉，放入肉馅，盖上一片山药，制成山药盒生坯。
4. 山药盒放入蒸锅中，用中火蒸至熟透。
5. 炒锅烧热，加高汤、盐、鸡粉、水淀粉，调成味汁，将芦笋、山药盒摆入盘中，盛出味汁，浇在山药上即成。

莲藕炖鸡

🌿 口味：　烹饪方法：煮

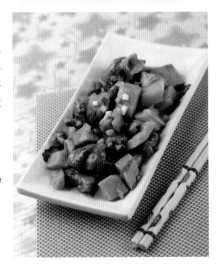

莲藕 ....80 克	白醋 ....10 毫升
鸡肉 ....180 克	料酒、生抽 ......各 6 毫升
盐 ....3 克	姜末、蒜末、葱花 ......各少许
鸡粉 ....2 克	水淀粉、食用油 ....各适量

1. 去皮的莲藕切丁；鸡肉斩小块，鸡块中加入调料，腌至入味。
2. 开水锅中，倒入藕丁、白醋，煮约 1 分半钟，捞出。
3. 用油起锅，放姜末、蒜末，爆香，放入鸡块，炒至变色，淋生抽、料酒，炒香，倒入藕丁、清水、盐、鸡粉，炒匀。
4. 焖煮至食材熟透，收浓汁水，倒入水淀粉，盛出，撒上葱花即成。

指导

清炖猪腰汤

口味：鲜　烹饪方法：蒸

猪腰的腥臊味较重，汆煮的时间可以适当长一些；在汆煮的时候，也可以放些姜片以去除异味。

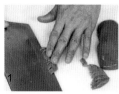

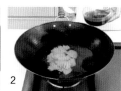

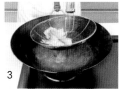

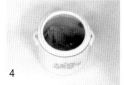

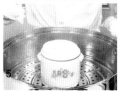

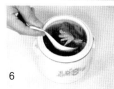

猪腰 .... 130 克
红枣 ....8 克
料酒 .... 4 毫升
枸杞、盐、姜片、鸡粉各少许

1. 将猪腰对半切开，去除筋膜，切上花刀，再切薄片。
2. 锅中注入适量清水烧热，放入猪腰片，再淋入少许料酒，搅动几下。
3. 用大火煮一会儿，至猪腰变色，捞出，沥干水分，备用。
4. 取一炖盅，放入猪腰，倒入红枣、枸杞和姜片，注开水，淋入料酒，静置片刻。
5. 蒸锅上火烧开，放入备好的炖盅，用小火炖约 1 小时，取出炖好的食材。
6. 将炖盅的盖子取下，加入少许盐、鸡粉，搅拌几下，至食材入味即可。

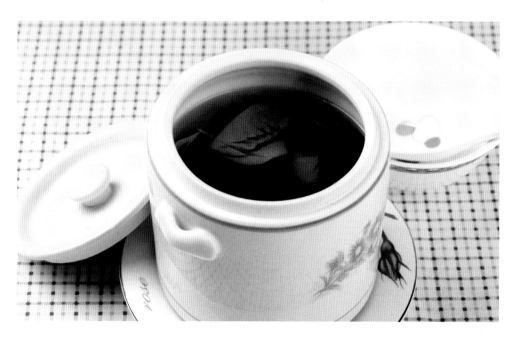

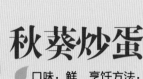

秋葵炒蛋

口味：鲜　烹饪方法：炒

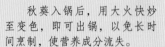

指导

秋葵入锅后，用大火快炒至变色，即可出锅，以免长时间烹制，使营养成分流失。

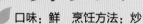

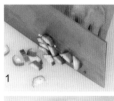
1

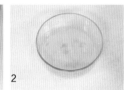
2

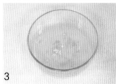
3

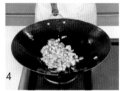
4

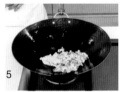
5

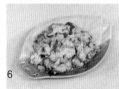
6

秋葵 .... 180 克
鸡蛋 .... 2 个
鸡粉 .... 2 克
葱花、盐 ....各少许
水淀粉、食用油 ....各适量

1. 将洗净的秋葵对半切开，切成块。
2. 鸡蛋打入碗中，打散调匀，放入少许盐、鸡粉。
3. 倒入适量水淀粉，搅拌匀。
4. 用油起锅，倒入切好的秋葵，炒匀，撒入少许葱花，炒香。
5. 倒入鸡蛋液，翻炒至熟。
6. 将炒好的菜肴盛出，装盘即可。

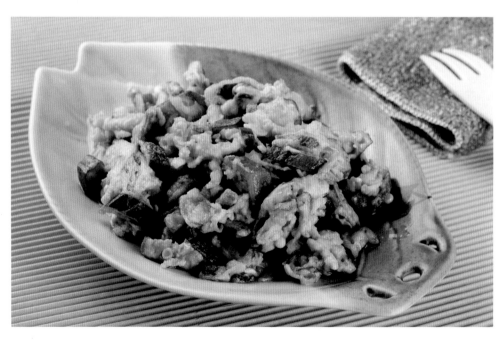

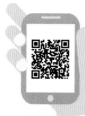

木耳拌豆角

口味：清淡　烹饪方法：拌

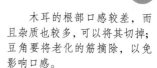

木耳的根部口感较差，而且杂质也较多，可以将其切掉；豆角要将老化的筋摘除，以免影响口感。

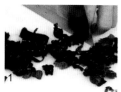
1

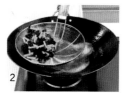
2

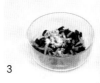
3

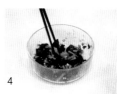
4

木耳 .... 40 克
豆角 .... 100 克
盐 .... 3 克
鸡粉 .... 2 克
生抽 .... 4 毫升
陈醋 .... 6 毫升
芝麻油、食用油 ....各适量
蒜末、葱花...............各少许

1. 豆角切小段；木耳切小块。
2. 锅中注水烧开，加盐、鸡粉、豆角段、
   食用油，煮约半分钟，放入切好的木耳，
   煮 1 分 30 秒后捞出。
3. 将焯煮好的食材装在碗中，撒上蒜末、
   葱花，加入盐、鸡粉。
4. 淋入生抽、陈醋、芝麻油，搅拌一会儿，
   至食材入味，取一个干净的盘子，盛入
   拌好的食材即成。

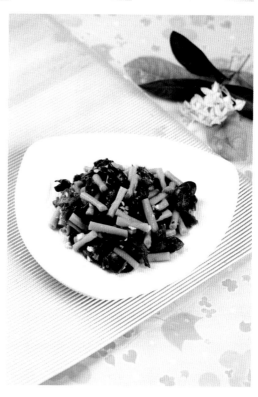

白萝卜海带汤

🌿 口味：清淡　烹饪方法：煮

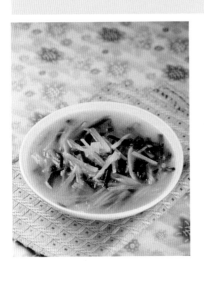

白萝卜...................... 200 克
海带......................... 180 克
鸡粉、盐...................各 2 克
姜片、葱花.................各少许
食用油..........................适量

1. 去皮的白萝卜切成丝；海带切成丝。
2. 用油起锅，放入姜片，用大火爆香，倒入切好的白萝卜丝，炒匀，注入适量清水。
3. 烧开后煮 3 分钟至熟，稍加搅拌，倒入切好的海带，拌匀，煮沸。
4. 放入适量盐、鸡粉，用勺搅匀，煮沸，把煮好的汤料盛出，装入碗中，放上葱花即可。

芝麻莴笋

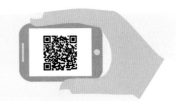

🌿 口味：鲜　烹饪方法：炒

莴笋 ....200 克　　蚝油 ....5 克
白芝麻.............10 克　　蒜末、葱白.................各少许
盐 ....3 克　　水淀粉、食用油 ....各适量
鸡粉 ....4 克

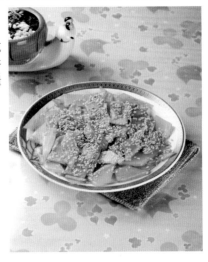

1. 去皮莴笋切片，烧热炒锅，倒入白芝麻，炒出香味，盛出，装入碗中，备用。
2. 开水锅中，放入盐、鸡粉，倒入莴笋片，煮至其断生，捞出，备用。
3. 用油起锅，放入蒜末、葱白，倒入莴笋片，炒匀，加入盐、鸡粉、蚝油，炒匀调味。
4. 倒入水淀粉，快速拌炒均匀，盛出，装入盘中，再撒上白芝麻即可。

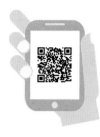

西瓜翠衣炒虾米

口味：鲜　烹饪方法：炒

西瓜皮在焯煮的时候，可以放入少许盐，这样能保持瓜皮的色泽鲜亮；西瓜皮炒至半透明状时，口感最佳。

西瓜皮.....................400 克
彩椒..........................70 克
虾米..........................50 克
盐、鸡粉..................各2 克
料酒..........................8 毫升
水淀粉......................4 毫升
蒜末、葱段..............各少许
食用油......................适量

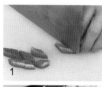
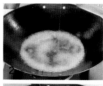
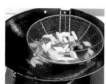
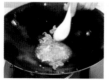
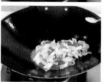
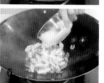

1. 去除硬皮、洗净的西瓜皮切丁；洗净的彩椒切丁。
2. 锅中注入适量清水烧开，倒入食用油。
3. 放入彩椒、西瓜皮，煮半分钟，至其断生，捞出，沥干水分，备用。
4. 用油起锅，倒入蒜末、葱段，爆香，放入虾米，炒匀，淋入料酒，炒匀提味。
5. 加入焯过水的彩椒丁和西瓜皮丁，翻炒匀，放入适量盐、鸡粉，炒匀调味。
6. 淋入水淀粉，快速翻炒均匀，关火后盛出，装入盘中即可。

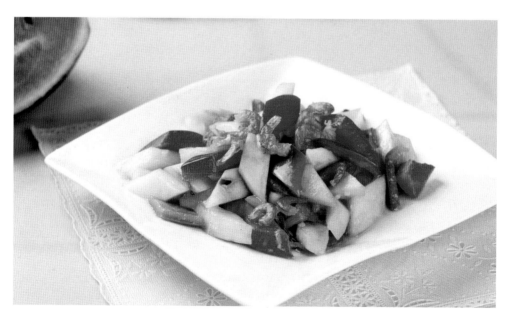

女性肾虚

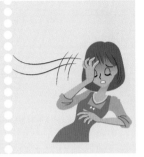

现代女性不仅工作和生活压力大，还因其多愁善感的天性、复杂的生理功能，以及缺乏运动等因素，更易损害健康，导致肾虚。主要表现为注意力不集中、失眠、腰酸背痛、胸闷、视疲劳、耳鸣、月经不调、性欲降低、恐惧等。

补肾原则

1. 吃些黑色食物。黑色入肾经，多食用黑色食物，如黑芝麻、黑米、黑豆等，可养肾补虚。
2. 多食能提高免疫力的食物。如柠檬、苹果、马齿苋等食物中富含维生素 C，常食可提高机体免疫力，防止疾病入侵。
3. 保持良好的心态。情绪无常、多愁善感、抑郁等会使身体内分泌异常，影响肾脏功能的正常运作。
4. 多运动。多进行轻松、休闲的运动，如慢跑、游泳等，不仅能减轻精神压力、释放不良情绪，还能强身健体、防治肾虚。

桑葚牛骨汤

🍃 口味：鲜　烹饪方法：炖

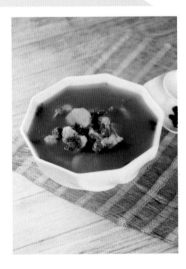

桑葚	15 克	牛骨	600 克
枸杞	10 克	盐、鸡粉	各 3 克
姜片	20 克	料酒	20 毫升

1. 锅中注水烧开，倒入牛骨，搅散，淋入料酒，煮至沸，捞出，沥干水分，备用。
2. 砂锅中注入适量清水烧开，倒入汆过水的牛骨，放入桑葚、枸杞，淋入料酒。
3. 盖上盖，用小火炖 2 小时，至食材熟透，揭开盖，放入少许盐、鸡粉。
4. 搅拌片刻，至食材入味，将炖煮好的汤料盛出，装入碗中即可。

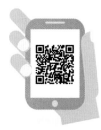

黑豆莲藕鸡汤

🍃 口味：鲜　烹饪方法：炖

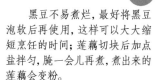

黑豆不易煮烂，最好将黑豆泡软后再使用，这样可以大大缩短烹饪的时间；莲藕切块后加点盐拌匀，腌一会儿再煮，煮出来的莲藕会变粉。

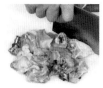 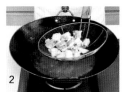 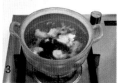 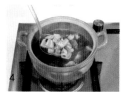

1   2   3   4

黑豆 .... 100 克
鸡肉 .... 300 克
莲藕 .... 180 克
料酒 ....5 毫升
姜片、盐、鸡粉 ....各少许

1. 去皮的莲藕切成丁；鸡肉切开，再斩成小块。

2. 锅中注水烧开，倒入鸡块，搅动几下，再煮一会儿，去除血水后捞出，沥干水分，备用。

3. 砂锅中注水烧开，放入姜片，倒入氽过水的鸡块，放入洗好的黑豆，倒入藕丁，淋入少许料酒，煮沸后用小火炖煮约 40 分钟，至食材熟透。

4. 加入少许盐、鸡粉，煮至食材入味，关火后盛出煮好的鸡汤，装入汤碗中即成。

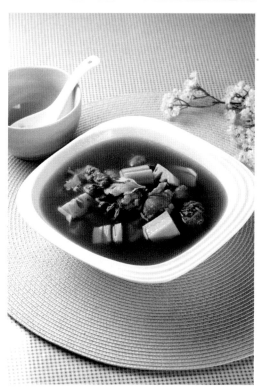

滑子菇乌鸡汤

口味：鲜　烹饪方法：煮

乌鸡在切块之前，可先用刀背将其骨架拍散，这样更易切碎；此外，炖煮时不要用高压锅，使用砂锅文火慢炖最好。

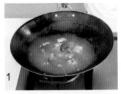
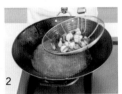
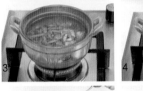
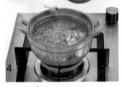
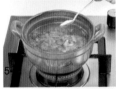
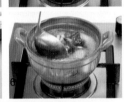

乌鸡块 .... 400 克
滑子菇 .... 100 克
料酒 .... 8 毫升
盐、鸡粉 .... 各 2 克
姜片、葱花 .... 各少许

1. 开水锅中，倒入乌鸡块，搅散开。
2. 淋入适量料酒，煮沸，去除血水，捞出，沥干。
3. 砂锅注入适量清水烧开，倒入乌鸡块，放入姜片，加入滑子菇。
4. 淋入适量料酒，搅拌匀，加盖，烧开后用小火炖 40 分钟至熟。
5. 揭盖，放盐、鸡粉，用锅勺拌匀调味。
6. 关火，盛出煮好的汤料，装入汤碗中，放入葱花即可。

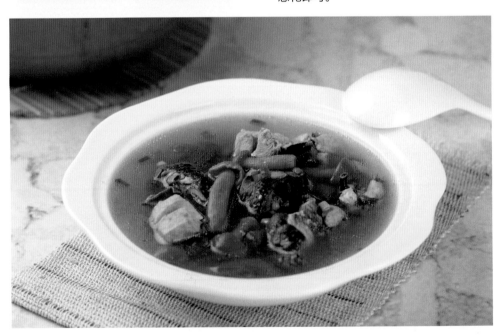

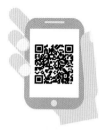

冰糖芝麻糊

🍃 口味：甜　烹饪方法：煮

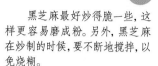

黑芝麻最好炒得脆一些，这样更容易磨成粉。另外，黑芝麻在炒制的时候，要不断地搅拌，以免烧糊。

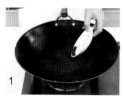 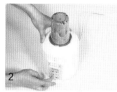 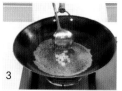 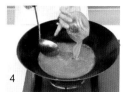

黑芝麻 .... 30 克
大米、糯米 .... 各 50 克
冰糖 .... 20 克

1. 锅中倒入黑芝麻，翻炒至熟，盛出，装盘备用。
2. 取榨汁机，选择干磨刀座组合，将黑芝麻、糯米、大米倒入搅拌杯中，磨成粉后装入碗中，加入适量水。
3. 锅中注水烧开，倒入冰糖，搅拌均匀，煮至冰糖溶化。
4. 倒入碗中的食材，搅拌匀，将煮好的芝麻糊盛出，装入碗中即可。

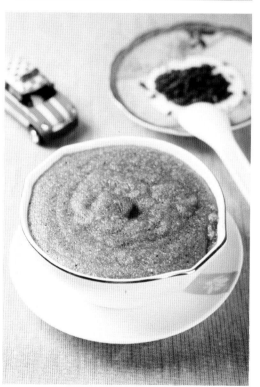

指导

木瓜鲤鱼汤

口味：鲜　烹饪方法：煮

鱼的腥味较重，在处理鱼的时候，将鱼肚子中的一层黑膜处理干净，能有效去除腥味；出锅后，放点胡椒粉，味道更佳。

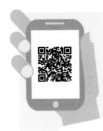

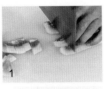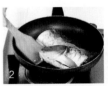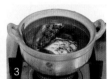

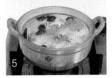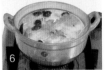

鲤鱼 .... 800 克

木瓜 .... 200 克

红枣 .... 8 克

盐、鸡粉 .... 各 1 克

香菜 ....少许

食用油 ....适量

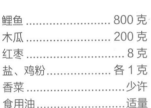

1. 木瓜削皮，去籽，切条，改切成块；香菜切大段。
2. 热锅注油，放入处理干净的鲤鱼，稍煎 2 分钟至表皮微黄，盛出。
3. 砂锅注水，放入煎好的鲤鱼，倒入切好的木瓜块、红枣，拌匀。
4. 加盖，用大火煮 30 分钟至汤汁变白。
5. 揭盖，倒入切好的香菜段。
6. 加入盐、鸡粉，稍稍搅拌至入味，关火后盛出煮好的鲤鱼汤，装碗即可。

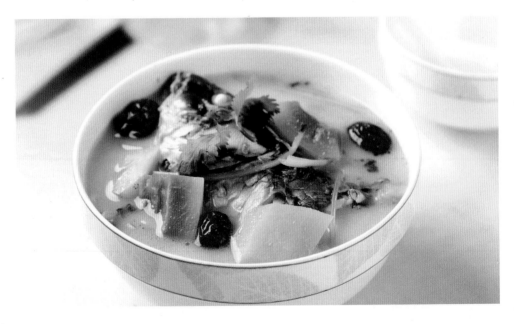

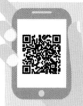

红豆鸭汤

口味：鲜　烹饪方法：煮

指导

红豆不易煮烂，可提前一天将其泡好，以缩短烹煮的时间；食材炖好之后再放盐，味道会更鲜美。

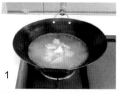
1

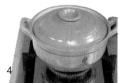
4

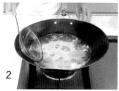
2

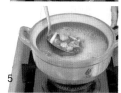
5

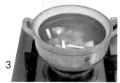
3

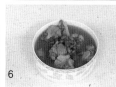
6

红豆 .... 250 克
鸭腿肉 .... 300 克
盐、鸡粉 .... 各 2 克
姜片、葱段 ....各少许
胡椒粉、料酒 ....各适量

1. 锅中注入适量清水烧开，倒入鸭腿肉，淋入料酒，略煮一会儿，氽去血水。

2. 捞出煮好的鸭腿肉，装入盘中，备用。

3. 砂锅中注入清水烧开，倒入备好的红豆、鸭腿肉，放入姜片、葱段，淋入料酒。

4. 盖上盖，用大火煮开后转小火煮 1 小时至食材熟透。

5. 揭盖，放入适量盐、鸡粉、胡椒粉，拌匀调味。

6. 关火后盛出煮好的汤料，装碗即可。

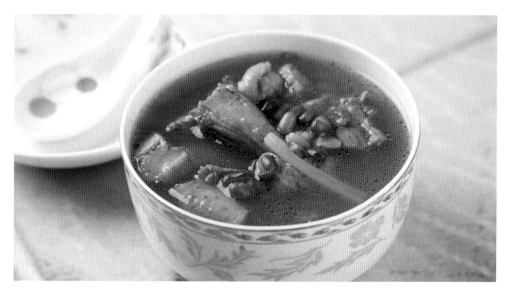

指导

桂圆酸枣芡实汤

口味：甜　烹饪方法：煮

暗紫色的芡实为熟透的，
要用慢火煲久点；黄色的是嫩
芡实，容易煮熟，煮的时间可
以稍微短一点。

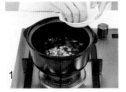
1

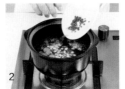
2

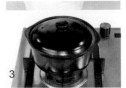
3

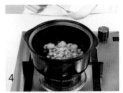
4

桂圆肉........................ 90 克
酸枣仁........................ 15 克
芡实............................ 50 克
白糖............................ 20 克

1. 砂锅中注入适量清水烧开，倒入洗净的
   芡实。

2. 放入洗好的桂圆肉、酸枣仁。

3. 盖上盖，烧开后用小火煮约 30 分钟至
   药材析出有效成分。

4. 揭盖，加入适量白糖，拌匀，煮至溶化，
   盛出煮好的汤料，装入碗中即可。

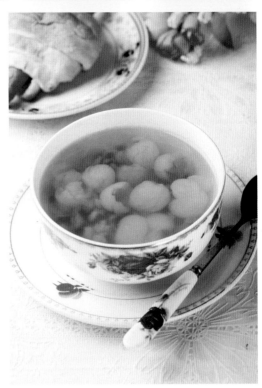

鸭血鲫鱼汤

🌿 口味：鲜　烹饪方法：煮

腌渍鲫鱼肉时，可以加入适量牛奶，不仅可去除鱼腥味，还能增加鲜味。

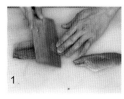
1

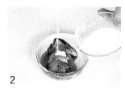
2

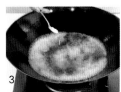
3

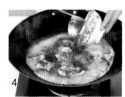
4

鲫鱼 .... 400 克
鸭血 .... 150 克
盐、鸡粉 .... 2 克
水淀粉 .... 4 毫升
姜末、葱花 .... 各少许
食用油 .... 适量

1. 将处理干净的鲫鱼剖开，切去鱼头，去除鱼骨，片下鱼肉，装入碗中，备用；把鸭血切成片。

2. 在鱼肉中加入适量盐、鸡粉，淋入适量水淀粉，搅拌匀，腌渍片刻，备用。

3. 锅中注入适量清水烧开，加入少许盐，倒入姜末，放入鸭血片，拌匀，加入适量食用油，搅拌匀。

4. 放入腌好的鱼肉，煮至熟透，撇去浮沫，关火后盛出，装入碗中，撒上葱花即可。

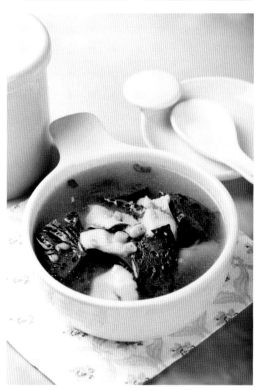

老人肾虚

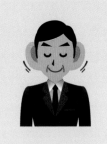

　　随着年龄增长，机体功能逐渐衰退，代谢紊乱便是常见的问题之一。代谢紊乱是引发各种疾病的根源，也是导致肾虚的元凶。老年人肾虚一般表现为眩晕、耳鸣、腰痛、失眠、健忘、头发花白、牙齿松动、尿频等。

补肾原则

1. 食用黑色食物。中医以五色入五脏，其中黑色入肾脏，如黑豆、黑芝麻、黑枣、黑糯米、黑灵芝、何首乌、熟地等都有益于肾脏。
2. 控制好血糖和血压。糖尿病和高血压都会损伤肾脏，可致慢性肾病，而肾病又会加重糖尿病和高血压的病情。
3. 适当运动。散步、慢跑、快步走，或在鹅卵石上赤足适当行走，都会促进血液循环，对肾虚有辅助治疗作用。

豆蔻补骨脂猪腰汤

🌿 口味：鲜　烹饪方法：炖

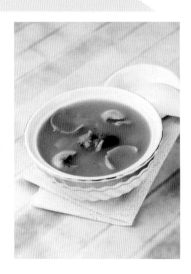

肉豆蔻............15 克	姜片 ....20 克
补骨脂............10 克	盐、鸡粉......各 2 克
枸杞..............8 克	料酒 ....10 毫升
猪腰 ....200 克	

1. 猪腰去筋膜，切成片，锅中加清水烧开，将猪腰氽煮至变色，捞出沥干。
2. 砂锅中加清水烧开，放入姜片，肉豆蔻、补骨脂、枸杞、猪腰片，淋入料酒。
3. 烧开后用小火炖 40 分钟，至药材析出有效成分，再放入盐、鸡粉，搅拌至食材入味。
4. 关火后盛出猪腰汤，装入碗中即可。

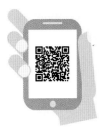

青红萝卜猪骨汤

口味：鲜　烹饪方法：煮

指导

陈皮在使用前可以先用温水泡软，这样更易析出其有效成分；蜜枣味甜，可根据个人口味适量加入。

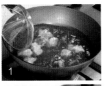 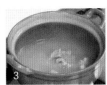
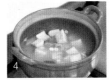 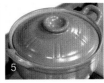 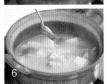

猪骨、青萝卜块 ..... 各 100 克
蜜枣 .... 10 克
胡萝卜块 .... 70 克
盐 .... 2 克
杏仁、陈皮 .... 各少许
高汤 .... 适量

1. 锅中注水烧开，倒入猪骨，搅散，汆煮片刻。
2. 捞出煮好的猪骨，过一次冷水，备用。
3. 砂锅中注入适量高汤烧开，倒入汆好水的猪骨。
4. 放入备好的胡萝卜块、杏仁、陈皮、蜜枣，再加入青萝卜块。
5. 搅拌片刻，盖上锅盖，用大火煮 15 分钟，转中火煮 2 小时至食材熟软。
6. 揭开锅盖，加入盐调味，搅拌至食材入味，盛出，装入碗中，稍放凉即可食用。

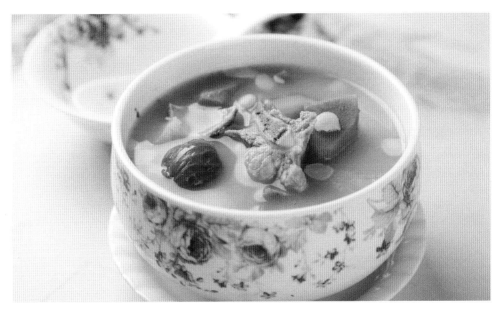

211

黑豆糯米豆浆

🌿 口味：甜　烹饪方法：煮

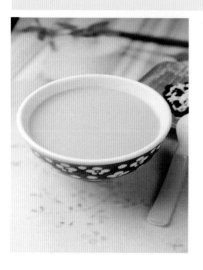

黑豆 .... 100 克
糯米 .... 90 克
白糖 ....少许

1. 取准备好的豆浆机，倒入泡好的黑豆和糯米，注入适量清水，至水位线即可。
2. 盖上豆浆机机头，选择"五谷"程序，再选择"开始"键，开始打浆，待豆浆机运转约 20 分钟即成豆浆。
3. 断电后取下机头，倒出煮好的豆浆，滤入碗中，加入少许白糖，拌匀即可。

黑米南瓜豆浆

🌿 口味：甜　烹饪方法：煮

黑豆、黑米、南瓜块各 80 克
白糖 ....适量

1. 将黑豆、黑米倒入碗中，注入适量清水，搓洗干净，倒入滤网中，沥干水分，备用。
2. 取豆浆机，倒入备好的黑豆、黑米、南瓜块，倒入适量清水，至水位线即可。
3. 盖好豆浆机机头，选择"五谷"程序，开始打浆，待豆浆机运转约 20 分钟即成豆浆。
4. 豆浆倒入滤网中，滤好后倒入碗中，加入白糖，调味，待稍微放凉后即可饮用。

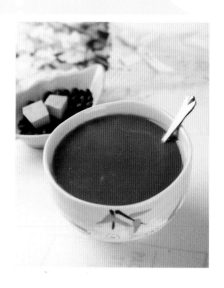

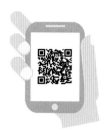

牛肉海带碎米糊

🍃 口味：鲜　烹饪方法：煮

指导

将切碎的牛肉用少许面粉拌匀，可增强菜肴的清香，使牛肉更加软嫩，增加老人食欲。

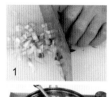

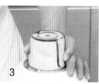

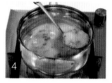
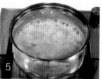
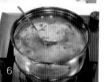

牛肉 .... 45 克
上海青 .... 60 克
海带 .... 70 克
大米 .... 65 克
盐 .... 2 克

1. 将洗净的上海青对半切开，再切成粒。
2. 洗好的海带切细条，再切成粒；洗净的牛肉切片，剁碎，再切成肉末。
3. 取榨汁机，选干磨刀座组合，倒入大米，细磨一会，即成米粉。
4. 汤锅中注水烧热，倒入米粉，搅匀，再倒入海带粒、牛肉末，煮至牛肉断生。
5. 转用中火煮干水分，制成米糊，调入盐，再撒上切好的上海青粒。
6. 搅动几下，续煮片刻至全部食材熟透，关火后盛出煮好的米糊，放在碗中即可。

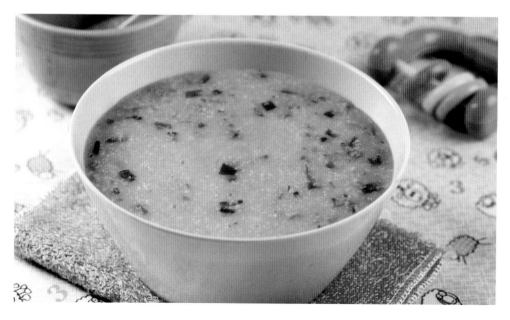

麦冬黑枣土鸡汤

口味：鲜　烹饪方法：煮

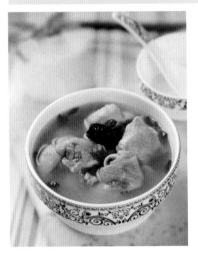

鸡腿	700 克	料酒	10 毫升
麦冬	5 克	米酒	5 毫升
黑枣	10 克	白糖	少许
盐	1 克	枸杞	适量

1. 锅中注水烧开，倒入鸡腿，加入料酒，拌匀，氽煮一会儿至去除血水和脏污，捞出。
2. 另起砂锅，注水烧热，倒入麦冬、黑枣、氽好的鸡腿，加入料酒，拌匀。
3. 用大火煮开后转小火续煮 1 小时至食材熟透，加入枸杞，放入盐、米酒，拌匀。
4. 续煮 10 分钟至食材入味，关火后盛出煮好的汤，装在碗中即可。

捣茄子

口味：辣　烹饪方法：拌

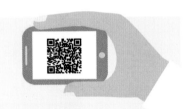

茄子	200 克	陈醋	5 毫升
青椒	40 克	芝麻油	2 毫升
红椒	45 克	蒜末、葱花	各少许
生抽	8 毫升	盐、食用油	各适量
番茄酱	15 克		

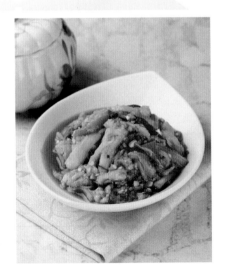

1. 茄子去皮，切条；青椒、红椒去蒂；热锅注油，放青椒、红椒，炸至虎皮状，捞出。
2. 蒸锅上火烧开，放入茄子条，蒸至其熟软，取出，放凉备用。
3. 将青椒和红椒装入碗中，用木臼棒将其捣碎，倒入茄子，再加入蒜末，继续捣碎。
4. 加入生抽、盐、番茄酱、陈醋、芝麻油，搅拌至入味，装碗即可。

首乌枸杞炖鹌鹑

口味：鲜　烹饪方法：煮

为了使鹌鹑肉更易入味，在切的时候，应该切得小块一点；熬煮此汤时，火候不宜过大，宜小火慢炖。

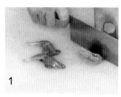
1

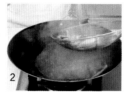
2

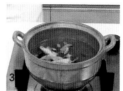
3

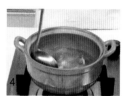
4

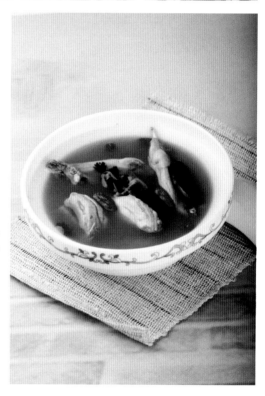

首乌 .... 20 克
枸杞 .... 10 克
鹌鹑肉 .... 300 克
盐、鸡粉 .... 各 2 克
料酒 .... 8 毫升
姜片 .... 少许

1. 处理干净的鹌鹑斩块。
2. 锅中注入适量清水烧开，放入备好的鹌鹑肉块，淋入料酒，拌匀，煮沸，汆去血水，捞出。
3. 锅中注入适量清水烧开，放入洗净的首乌，加入姜片，倒入汆过水的鹌鹑肉块，加入枸杞，烧开后用小火煮 30 分钟，至食材熟透。
4. 放入少许鸡粉、盐，用勺拌匀调味，关火后盛出煮好的汤料，装入汤碗中即可。